von Eva

GU Kompass Schüßler-Salben

Heilanwendungen bei Beschwerden von A–Z

Extra: Mit Cellulite- und Faltenbehandlung

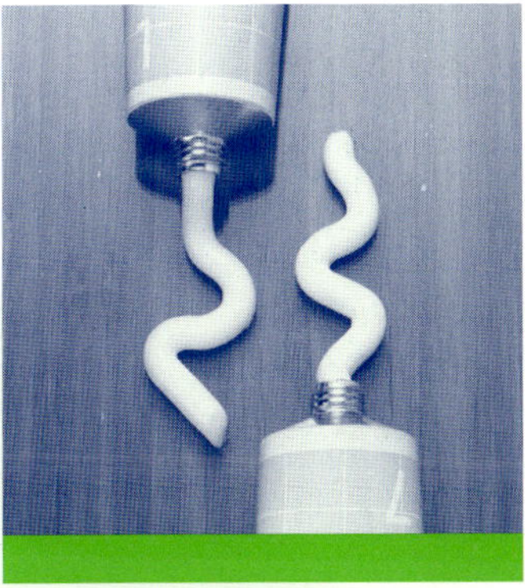

EIN WORT ZUVOR

SCHÜSSLER-SALBEN *sind fantastische Heilmittel! In meiner Praxis arbeite ich seit über15 Jahren neben Schüßler-Salzen auch mit Schüßler-Salben und bin immer wieder aufs Neue erstaunt, wie einzigartig ihre Heilkraft ist. Während Schüßler-Salze bereits von vielen Menschen mit Erfolg angewendet werden, sind die Salben bisher weniger bekannt. Gerade in ihnen steckt jedoch ein beachtliches Heilpotenzial!*

SANFTE, WOHLTUENDE BERÜHRUNGEN *haben eine genauso große Wirkung auf die Gesundheit des Körpers wie sich ausgewogen zu ernähren und ausreichend Wasser zu trinken. Bei der Behandlung und Pflege des Körpers »von außen« lassen sich Schüßler-Salben hervorragend einsetzen.*

IN DIESEM KOMPASS *lernen Sie neue und altbewährte Möglichkeiten von Salbenanwendungen kennen. Außerdem erfahren Sie alles, was für den Umgang mit Schüßler-Salben wichtig ist – so können Sie gleich in die Praxis einsteigen. Ihnen steht dabei eine große Auswahl an Rezepturen, erprobten Kombinationen und unterstützenden Behandlungen für Gesundheit und Schönheit zur Verfügung, die nicht nur äußerlich wirken, sondern Ihnen helfen, auch Ihr inneres Gleichgewicht wiederherzustellen.*

WERDEN SIE IHR EIGENER THERAPEUT – *helfen Sie sich auf sanfte und natürliche Art selbst. Dabei wünsche ich Ihnen viel Erfolg!*

Günther H. Heepen

Inhalt

Die Wirkweise der Schüßler-Salben

Nutzen Sie die Vorteile einer Behandlung mit Schüßler-Salben und erhalten Sie sich und Ihre Haut gesund! Schüßler-Salben unterstützen und fördern den regelmäßigen Erneuerungsprozess der Haut. Sie pflegen, kräftigen und wirken regulierend auf den Hautstoffwechsel und die Hautdurchfeuchtung. So bewahrt sich Ihre Haut Frische, Straffheit und Jugendlichkeit. Bei Entzündungen sind Schüßler-Salben einzigartige Helfer, denn sie beschleunigen die Wundheilung. Doch das ist nicht alles: Der Körper nimmt die Salbenwirkstoffe in sich auf – dadurch lassen sich Muskel- und Gelenkbeschwerden und sogar innere Organe heilend beeinflussen.

Unsere Haut – das grösste Organ

Salben aufzutragen ist auf der einen Seite eine äußerliche Behandlung der Haut, versorgt aber andererseits den Körper zugleich mit heilenden Substanzen – etwa mit den Inhaltsstoffen der Schüßler-Salben. Auf diese Weise wird über die Haut nicht nur das körperliche, sondern auch das seelische Befinden beeinflusst – also der ganze Mensch. Aber welche Bedeutung hat die Haut, wie wichtig ist sie? Die Haut ist das größte und zugleich komplexeste Organ des Menschen. Beim Erwachsenen macht die Hautoberfläche etwa zwei Quadratmeter aus. Sie schützt davor, dass körperfremde Stoffe in den Körper eindringen, hält Keime wie Bakterien und Viren ab. Die Haut reguliert die Verdunstung von Körperflüssigkeit und regelt so den Wasserhaushalt. Durch das Schwitzen trägt die Haut zur Entgiftung des Körpers bei und ist damit neben der Leber sein größtes Entgiftungsorgan. Nicht zu vergessen: Die Haut produziert außerdem Stoffe, die für Abwehraufgaben von Bedeutung sind.

Die erkrankte Haut

Krankhafte oder altersbedingte Veränderungen der Haut haben verschiedene Ursachen. Was fehlt der Haut oder dem Menschen, wenn makellose und gesunde Haut plötzlich ihre gesunde Frische und Jugendlichkeit einbüßt? Ist die Nahrung vielleicht zu einseitig, wird zu wenig Wasser getrunken, wodurch der Hautstoffwechsel leidet? Es können viele verschiedene Faktoren sein, die auf das Hautbild einwirken, und manchmal ist es schwierig, sie auf Anhieb ausfindig zu machen. Doch bei vielen Hautproblemen können die Schüßler-Salben helfen, die Haut wieder ins Lot zu bringen.

Die Haut ist der Spiegel der Seele

Haut und Seele stehen miteinander in einem engen Wechselspiel. Seelische Probleme können auf die Haut einwirken, und Hautprobleme andererseits können die Seele, unser *Hautgefühl*, belasten. Die Ursachen für beides hat die Wissenschaft längst entdeckt: Ärger und Sorgen schwächen unsere Abwehr – die empfindliche Haut quittiert dies mit sichtbaren Veränderungen. Auch andere Konflikterlebnisse sind Ursachen für Hautbeschwerden, weshalb eine Hautbehandlung stets den ganzen Menschen einbeziehen sollte. Eine ganzheitliche Behandlung ist umso erfolgreicher, je mehr Aspekte – sowohl ursächlich als auch therapeutisch – berücksichtigt werden.

Nährstoffe für Haut und Seele

Damit die Haut gesund und widerstandsfähig bleiben kann, ist es wichtig, ihr Nährstoffe zuzuführen. Sie stärken die Haut, helfen, dass Entzündungen schneller abheilen und fördern die Regeneration. Solche hautspezifischen Nährstoffe enthalten die Schüßler-Salben. Mit ihnen behandeln Sie Ihre Haut äußerlich. Als ergänzende Maßnahme können Sie zugleich Ihre innere Harmonie und Ihr Hautgefühl durch ein Wohlfühlbad, angenehme

Musik, Meditation oder eine wohltuende Partnermassage fördern. Denn Hautbehandlung meint auch sanfte und sinnliche Berührung, die die Heilung unterstützt. Nehmen Sie sich also etwas Zeit für Ihren Körper – er wird es Ihnen danken.

Essen Sie hautgerecht

Wie Sie gesehen haben, sind Nährstoffe für die Haut immens wichtig. Damit meine ich nicht allein die Nährstoffe, die wir uns mit den Schüßler-Salben und -Salzen zuführen, sondern ebenso diejenigen, die wir über unsere Nahrung aufnehmen.
Besonders vorteilhaft für eine gesunde Haut ist eine vitalstoffreiche Vollwertkost mit viel Gemüse, Obst und Salat. Beim Obst sind Äpfel, Bananen, Kirschen, Pflaumen, Aprikosen und Pfirsiche den Zitrusfrüchten vorzuziehen. Gut geeignet sind generell Hirse (wegen des hohen Gehalts an Kieselsäure), Karotten und Kürbis (beide enthalten das für die Haut wichtige Betacarotin) und frisch geschrotete Getreidekeime als Frischkornmüsli (enthalten Zink und Vitamin H = Biotin).
Kommt es immer wieder zu Hautbeschwerden, ist es wichtig, dass Sie bestimmte Nahrungsmittel meiden. Dazu zählt vor allem der Zucker im Kaffee oder Tee, in Süßigkeiten oder im Kuchen. Einen weiteren Auslöser für chronische Erkrankungen hat der Allgemeinmediziner Dr. Hans-Heinrich Reckeweg erforscht: das Schweinefleisch. Im Schweinefleisch fand er Toxine, die er als Auslöser für chronische Krankheiten entlarvte.
Aus meiner Sicht ist zur Ernährung bei Hautleiden noch wichtig: scharfe Gewürze wie Chili und Pfeffer meiden, Bohnenkaffee reduzieren und stattdessen ausreichend Wasser trinken.

Dr. Schüsslers Mineralstoff-Therapie

Die Behandlung mit Mineralstoffen ist eines der natürlichsten Heilverfahren, die es überhaupt gibt. Sie basiert auf der Behandlung mit Stoffen, die in unserem Körper naturgemäß bereits vorhanden sind. Aufbau- und Stoffwechselprozesse wären ohne Mineralstoffe gar nicht möglich. Anders ausgedrückt: Ohne Mineralsalze ist der Mensch nicht lebensfähig! Der Oldenburger Arzt und Homöopath Dr. med. Wilhelm Heinrich Schüßler (1821 bis 1898) suchte aufgrund der Vielzahl homöopathischer Heilmittel eine Methode mit einem fest begrenzten Arzneischatz. Sie sollte wirksam sein und schnelle Hilfe ermöglichen, selbst bei schwer zu beeinflussenden Krankheiten.

Entwicklung einer neuen Therapie

In seinem Buch »Eine abgekürzte Therapie« begründete Dr. Schüßler seinen Schritt mit Blick auf das homöopathische Heilverfahren des deutschen Arztes Samuel Hahnemann so: »Therapien, welche so lockere Grenzen haben, dass sie zu jeder Zeit neue Arzneimittel aufnehmen oder alte Mittel beibehalten oder verwerfen dürfen, können nicht die Sicherheit gewähren, welche zum Nutzen der Kranken und im Interesse der Wissenschaft notwendig ist. Eine scharf begrenzte Therapie zu schaffen, ist seit längerer Zeit mein Bestreben gewesen.«
Durch Beschäftigung mit den medizinischen Grundlagenwerken seiner Zeit stieß Dr. Schüßler auf die Mineralstoffe. Physiologie-Professoren wie Gustav von Bunge und Jacob Moleschott hatten das Vorkommen und die Bedeutung der Mineralstoffe im Körper beschrieben. Damit gaben sie Dr. Schüßler wesentliche Impulse für seine Therapie. Der Oldenburger Arzt analysierte die

Asche Verstorbener und entdeckte weitere Mineralsalze in Geweben und Organen. Darauf baute er seine Mineralstoff-Therapie auf.

Potenzierung – schnellster Weg in die Zelle

Schüßler war ein begeisterter Anhänger der Zellenlehre (= Zellularpathologie) des Berliner Pathologen Rudolf Virchow. Virchows Satz »Das Wesen der Krankheit ist die krankhaft veränderte Zelle« faszinierte ihn. Und er folgerte daraus, dass seine mineralischen Heilmittel so fein zerkleinert sein müssen, dass sie das Zellhäutchen (= Zellmembran = eine Hülle, die jede Zelle umschließt) durchdringen und direkt in der kranken Zelle wirken können. Unser Körper besteht aus Billionen von Zellen. Sie sind winzige eigenständige Lebenseinheiten mit Energieerzeugung und Stoffwechsel. Aus Millionen von Zellen wiederum entstehen Gewebe; mehrere Gewebeverbände bilden die Organe. Nur wenn die Mineralsalze in die Zelle gelangen, postulierte Schüßler, könne der Mensch gesund werden. Um diese Zerkleinerung der Mineralsalze zu erreichen, bediente er sich der Potenzierung. Und nur so gelang es ihm, etwas zu bewirken, das bis dato niemand geschafft hatte: die Krankheit dort anzugreifen, wo sie nach der Erklärung des großen Pathologen Rudolf Virchow entsteht, nämlich in der Zelle. Potenzierung, ein Begriff aus der Homöopathie, bedeutet, dass zum Beispiel ein Mineralsalz durch Verreibung mit Milchzucker in viele winzige Partikel zermahlen und damit verdünnt wird. Dr. Schüßler wählte mit Bedacht diese Art der Aufbereitung. Durch die permanente Verreibung werden die Salzpartikel so stark zerkleinert, dass sie von der Mundschleimhaut oder über die Haut und schließlich über den Blutkreislauf von der Zelle mühelos aufgenommen werden können. Dr. Schüßler hat damit etwas Einzigartiges geleistet! Was anfangs eine Hypothese war – kranken Menschen mit hoch aufgeschlossenen Mineralstoffen zu helfen –, erwies sich in seiner

Praxis als richtig. Nach und nach entstand so das Fundament für eine neue Behandlungsweise.

Was sind Schüssler-Salze und wie wirken sie?

Schüßler-Salze sind, wie bereits erwähnt, durch Potenzierung aufgeschlossene und natürlich im Körper vorkommende Mineralstoffe. Sie beeinflussen vielfältige Funktionen. Bei Störungen helfen sie, Abläufe in unserem Organismus zur Norm hin zu regulieren. So können kranke Organe wieder normal arbeiten, und Beschwerden klingen ab. Die potenzierten Schüßler-Salze wirken nach meinem Verständnis auf zweierlei Weise: Einerseits durch den *Signal-* und andererseits durch den *Ergänzungseffekt*.

Signaleffekt bedeutet: Mit der Gabe feinstofflicher Arzneimittel geben wir dem Körper eine Information, ein Signal. Daraufhin kommt eine Reaktion zustande: Diese Reaktion ist eine Heilreaktion – für die Abheilung von Beschwerden werden Mineralstoffe umverteilt, ausgeschieden oder verstärkt von der krankhaft gestörten Zelle aufgenommen. Die Folge: Fehlgesteuerte Abläufe werden korrigiert.

Ergänzungseffekt heißt: Mit den Schüßler-Salzen führen wir unserem Körper lebenswichtige Mineralstoffe zu. Betrachten wir eine D6-Potenz der Salze (die übliche Potenz bei den Tabletten), die ein millionstel Teil des ursprünglichen Salzes enthält: Es genügt eine Tablette, um rein rechnerisch jede unserer 100 Billionen Zellen noch mit einem Dutzend Moleküle (= eine chemische Verbindung, die aus zwei oder mehreren Atomen besteht) des Salzes zu versorgen. Natürlich können wir mit Schüßler-Salzen nicht unseren Mineralstoffbedarf decken, dazu ist eine vollwertige und vitalstoffreiche Nahrung ebenso wichtig! Eine Übersicht über die Wirkung von Schüßler-Salzen finden Sie ab Seite 28.

Was sind Schüssler-Salben und wie wirken sie?

Wie die Schüßler-Salze in Tablettenform, so enthalten auch die Schüßler-Salben, die wie die Salze etwa drei bis fünf Jahre haltbar sind, Mineralsalze. Anstatt mit Milchzucker – dem Trägerstoff in den Tabletten – werden die Salze mit einer Salbengrundlage vermengt. Diese besteht in der Regel aus dickflüssigem Paraffin und weißem Vaselin. Paraffin bildet einen gleichmäßigen Schutzfilm auf der Haut, unter dem sich die natürliche Hautbarriere regenerieren kann. Dabei ist ein leichtes Aufquellen der oberen Hautschicht unter diesem Schutzfilm erwünscht. Die Wirkstoffaufnahme in die Haut wird dadurch erleichtert. Die Salbenfette, in die die Mineralstoffe ja durch den Verreibungsprozess eingebracht wurden, verteilen sich in der Hornschicht der Haut und werden in die Hautzellen der Oberhaut (Epidermis) eingebaut.

Der Vorteil von Paraffin ist, dass keine Hautreaktionen wie zum Beispiel Allergien oder Entzündungen auftreten. Es wird vermutet, dass Mineralöle (dazu zählt das Paraffin) deshalb besser vertragen werden, weil sie keine Proteine enthalten.

Wirkstoffe, die auf die Haut aufgebracht werden – dazu zählen auch ätherische Öle –, gelangen über winzige Blut- und Lymphgefäße in den Körper. Deshalb werden Schüßler-Salben bei Gelenk-, Muskel-, Bänder-, Sehnen- und sogar Organbeschwerden eingesetzt. Selbst die Anwendung über Reflex- und Organzonen ist möglich und sinnvoll.

Selbstbehandlung mit Schüssler-Salben

Die Selbstbehandlung mit Schüßler-Salben ist ganz einfach umzusetzen. Nehmen Sie sich jedoch zuvor ein paar Minuten Zeit, um sich mit dem Wichtigsten vertraut zu machen. Wenn Sie sich aufgrund Ihrer Beschwerden oder Hautprobleme für eine bestimmte Salbe oder auch mehrere entschieden haben, gibt es verschiedene Möglichkeiten der praktischen Anwendung.

Die Salben auftragen

Bei den meisten Beschwerden hat sich das leichte Auftragen oder das etwas kräftigere Einreiben der Schüßler-Salben bewährt. Bei Muskel- oder Gelenkbeschwerden ist vor allem die etwas kräftigere Massage mit den Salben geeignet. Beachten Sie vor dem Auftragen die Dosierung der Salben – sie richtet sich danach, ob akute oder chronische Beschwerden vorliegen.

Anwendung und Dosierung bei akuten Beschwerden

Bei akuten Beschwerden – zum Beispiel einem Sonnenbrand – sollte die Salbe mehrmals täglich, das kann auch stündlich sein, aufgetragen werden. Mit der häufigeren Anwendung setzen Sie immer wieder einen Heilreiz – der Heilerfolg wird beschleunigt. Das ist bei akuten Beschwerden besonders wichtig. Handelt es sich um eine kleine Körperstelle, die Ihnen Beschwerden verursacht – zum Beispiel ein Insektenstich –, können Sie dort auch ein einfaches Salbenpflaster (siehe Seite 12) auflegen.

Salbenumschlag oder Salbenkompresse

Bei Bauchschmerzen oder Muskelkrämpfen verstärkt ein feuchtheißer Umschlag oder eine Kompresse die Wirkung der Salbe. Tragen Sie die Salbe auf die Stelle auf, die Ihnen Beschwerden macht. Darauf legen Sie ein feuchtheißes Tuch (so heiß wie verträglich) und decken es mit einer Wärmflasche ab – so bleibt der Umschlag oder die Kompresse länger warm. Haben sich die Beschwerden gebessert, entfernen Sie Wärmflasche und Tuch. Gegebenenfalls Anwendung öfter wiederholen.

ANWENDUNG UND DOSIERUNG BEI CHRONISCHEN BESCHWERDEN

Bei chronischen Beschwerden – zum Beispiel einer degenerativen Gelenkerkrankung (Arthrose) – genügt das Auftragen der Salbe zweimal täglich. Noch besser ist jedoch ein Salbenverband (siehe unten), den Sie für mehrere Stunden auf der Haut belassen. Das Beste ist, Sie legen den Salbenverband abends an – so kann die Salbe über Nacht einwirken.

Salbenverband und Salbenpflaster

Ein Salbenverband hat sich bei Gelenkbeschwerden, Nagelerkrankungen, Knochen- und Muskelbeschwerden bewährt. Tragen Sie dazu die Salbe messerrückendick auf die erkrankte Stelle auf. Darüber legen Sie ein trockenes Tuch und fixieren es mit einem Klettverschlussband. Belassen Sie diesen Umschlag für 12 oder 24 Stunden auf der Haut. So kann die Salbe lang genug auf die betreffende Stelle einwirken.

Bei kleineren Hautstellen, die Sie behandeln, genügt ein Salbenpflaster: Die Salbe auftragen, darüber ein Heftpflaster anbringen und ebenfalls 12 bis 24 Stunden auf der Haut belassen.

Individuelle Salbenmischungen

Sind für die Behandlung Ihrer Beschwerden mehrere Salben erforderlich, dann mischen Sie diese einfach miteinander. Im Kapitel »Beschwerden von A–Z« (ab Seite 35) sind entsprechende Mischungen angegeben. Sie haben aber auch die Möglichkeit, sich nach Auswahl der für Sie infrage kommenden Salben eine individuelle Schüßler-Salbenmischung herzustellen: Nehmen Sie von jeder der von Ihnen ausgewählten Salben einen oder mehrere Salbenstränge und mischen Sie diese in der Hand miteinander. Oder besorgen Sie sich in der Apotheke einen Salbentiegel (Kruke) und drücken etwas Salbe aus jeder Tube dort hinein. Dann verrühren Sie die Salben miteinander (mit Spatel, Löffel oder in einem Mörser mit Stößel). Achten Sie unbedingt auf einwandfrei sauberes Besteck. Verschließen Sie das Gefäß und nehmen Sie täglich so viel Salbe heraus, wie Sie benötigen – am besten mit einem sauberen Teelöffel und nicht mit den Fingern.

Die richtige Ausstattung: Mörser, Stössel, Tiegel

Wenn Sie sich eine Salbe selbst mischen wollen, benötigen Sie einen Porzellanmörser (eine je nach Bedarf unterschiedlich große Porzellanschale) und einen »Rührstab« dazu – den so genannten Stößel oder Pistill. Tiegel, die auch als Salbentiegel oder Kruke bezeichnet werden, heißen die in der Apotheke üblichen verschließbaren Gefäße für Salbenmischungen. Es gibt sie in verschiedenen Größen, zum Beispiel 50 oder 100 ml – sie sind am besten für die Aufbewahrung von Salben geeignet. Mit diesen drei Gegenständen sind Sie richtig ausgerüstet und können problemlos Ihre eigenen Salbenmischungen herstellen.

Schüssler-Salben und -Salze kombinieren

Sie können Ihre Beschwerden gleichzeitig innerlich durch Tabletten und äußerlich mit Salben behandeln, was ein äußerst erfolgreicher Weg ist. So gehen Sie von zwei Seiten her gezielt auf Ihre Beschwerden ein. Genaue Angaben zur Dosierung finden Sie im Kapitel »Beschwerden von A–Z« (ab Seite 35).

Salbenmischung mit ätherischen Ölen

Schüßler-Salben lassen sich auch hervorragend mit ätherischen Ölen (Seite 15) mischen. Auf diese Weise nutzen Sie sowohl die Wirkung der Salbe sowie des ätherischen Öls. So ergeben sich ganz neue Möglichkeiten der Anwendung. Im Kapitel »Beschwerden von A–Z« (siehe ab Seite 35) finden Sie Rezepturen, die sich in der Praxis bewährt haben. Beachten Sie: Manche ätherischen Öle können die Lichtempfindlichkeit der Haut erhöhen – deshalb sollten Sie nach dem Auftragen nicht gleich ein Sonnenbad nehmen.

Lotion oder Fettsalbe selbst herstellen

Möchten Sie eine fetthaltige Salbe zur Pflege Ihrer Haut oder aber eine Lotion (zum Beispiel eine After-Shave-Lotion, Seite 79) herstellen, können Sie die für Sie richtige Schüßler-Salbe mit einer fetthaltigen Creme oder neutralen Lotion mischen.
Für eine Fettsalbe ist Vaseline oder Sheabutter (Apotheke; Naturkostladen) geeignet. Mischen Sie Salbe und Fett im Verhältnis eins zu eins miteinander.
Für eine Lotion besorgen Sie sich in der Apotheke eine Lotiongrundlage. Mischen Sie die Schüßler-Salbe mit der Lotiongrundlage im Verhältnis eins zu drei. Falls angegeben, mischen Sie einige Tropfen ätherischer Öle dazu. Welche Salben oder Öle für Sie richtig sind, erfahren Sie im Kapitel »Beschwerden von A–Z« (ab Seite 35).

Salben mit ätherischen Ölen anrühren

- Eine Salben-Öl-Mischung stellen Sie am besten immer erst kurz vor der Anwendung her. Nehmen Sie jeweils einen Strang der entsprechenden Salbe und geben Sie 1 bis 3 Tropfen des angegebenen Öls dazu. Vermengen Sie alles in der Hand und tragen Sie die Mischung dann direkt auf die Haut auf. Das machen Sie ein- bis zweimal pro Tag.
- Welche Öle für Ihr Problem in Frage kommen, lesen Sie direkt im Kapitel »Beschwerden von A–Z« (ab Seite 35).
- Möchten Sie eine größere Menge, zum Beispiel ein, zwei Tuben mischen, gehen Sie so vor: Nehmen Sie ein sauberes Gefäß, mischen Sie die Salben zu gleichen Teilen in einem Mörser oder mit einem Rührgerät und geben Sie einige Tropfen des Öls oder der angegebenen Öle dazu (die Salbenmischung darf nicht zu flüssig werden). Bewahren Sie die Mischung verschlossen im Kühlschrank auf und verbrauchen Sie sie bald. Auch hier gilt: Die Salbe möglichst nicht mit den Fingern, sondern mit einem sauberen Löffel oder Spatel aus dem Gefäß nehmen.

Salbenmischung mit einer pulverartigen Grundlage

In bestimmten Fällen, zum Beispiel zur Schweißhemmung, ist die Mischung einer Salbe mit einem Pulver, etwa Alaun, vorteilhaft. Verrühren Sie Salbe und Pulver/Puder in dem bei der Rezeptur angegebenen Verhältnis gründlich einige Minuten miteinander. Am besten geht dies in einem Porzellanmörser mit Pistill (aus der Apotheke).

Salbenersatz: die Breiauflage

Sollten Sie einmal unterwegs sein und keine Salbe zur Hand haben, sondern lediglich die Schüßler-Salze in Tablettenform, so können Sie sich trotzdem mühelos eine Breiauflage herstellen. Nehmen Sie je nach Größe der Hautstelle, die Sie behandeln möchten, 3 bis 10 Tabletten und lösen Sie diese mit etwas Wasser – notfalls auch mit Speichel – zu einem Brei auf. Diesen Brei streichen Sie auf die Haut und decken ihn mit einem Pflaster ab. Die Breiauflage hat sich insbesondere bei Insektenstichen bewährt. Bei Schürfwunden oder leichten Schnittverletzungen nehmen Sie bitte abgekochtes Wasser zur Herstellung der Breiauflage. Breiauflagen sind auch angebracht, wenn es keine Salben von den entsprechenden Salzen gibt, also bei den Ergänzungsmitteln. Verfahren Sie so wie oben beschrieben.

Salben bei Entzündungen

Dr. Schüßler, der die Heilkraft seiner Salze exakt erforschte und ihre Wirkung am Patienten streng beobachtete, stellte fest, dass drei Salze den drei Stadien einer Entzündung entsprechen, weshalb er sie einander entsprechend zuordnete. Berücksichtigen Sie diese Einteilung bei der Auswahl Ihrer Salben und Salze – dann finden Sie in vielen Fällen noch schneller zu Ihrem Heilmittel. Ein Großteil aller Beschwerden lässt sich nach den Entzündungsstadien behandeln.
Zu Entzündungen gehören alle Beschwerden, die vier typische Merkmale aufweisen: Schmerz, Schwellung, Rötung und Wärme, wie sie etwa bei einem Insektenstich oder Sonnenbrand auftreten. Bei Beschwerden der inneren Organe wie etwa Darm oder Lunge sind diese Entzündungszeichen zwar nicht äußerlich sichtbar, aber ebenfalls vorhanden.

Die drei Entzündungsstadien

- **Nr. 3 Ferrum phosphoricum** hilft als Salbe oder Salz im ersten Entzündungsstadium. Die Beschwerden sind akut und haben erst vor kurzem eingesetzt. Äußerlich zeigen alle akuten Beschwerden wie Schnittverletzungen, Sonnenbrand, Prellung, Quetschung und Insektenstiche das erste Entzündungsstadium an.
  Bei Erkältungskrankheiten sind es Gliederschmerzen, ein gereizter Rachen oder beginnender Fließschnupfen. Auch Temperaturerhöhung und Kopfschmerzen können aufreten.
- **Nr. 4 Kalium chloratum** wird beim zweiten Entzündungsstadium eingesetzt. Salbe und Salz kommen dann in Betracht, wenn sich die Symptome manifestiert haben. Der Fließschnupfen hat sich zum ausgeprägten Schnupfen mit verstopfter Nase entwickelt; bei einer Schnittverletzung beginnt in diesem Stadium die Verschorfung – oder sie stagniert.
- **Nr. 6 Kalium sulfuricum** ist als Salbe oder Salz für das dritte Entzündungsstadium angezeigt, wenn der Heilungsverlauf stagniert. Der Schnupfen ist dann chronisch geworden, die Nase sondert ein gelblich-grünes Sekret ab. Die Heilung einer Wunde verläuft schleppend.

Dosierung der Salze und Salben

Beim ersten und zweiten Entzündungsstadium (Ferrum phosphoricum, Kalium chloratum) richten Sie sich nach den Angaben unter »Anwendung und Dosierung bei akuten Beschwerden« (Salben Seite 11, Salze Seite 18), beim dritten Entzündungsstadium an die Angaben unter »Anwendung und Dosierung bei chronischen Beschwerden« (Salben Seite 12, Salze Seite 19).

Schüssler-Salze – Einnahme und Dosierung

Zur Unterstützung der Therapie mit den Schüßler-Salben wird im Kapitel »Beschwerden von A–Z« (ab Seite 35) die Einnahme von Schüßler-Salzen empfohlen. Beachten Sie, dass die Tabletten im Mund zergehen sollen. Nehmen Sie möglichst immer nur jeweils 1 Tablette ein und verteilen Sie die Tablettenmenge auf den Tag. Ob Sie die Tabletten vor oder nach den Mahlzeiten einnehmen, spielt keine Rolle. Die Mundschleimhaut sollte allerdings von Speiseresten frei sein.

Einnahme bei akuten Beschwerden

Akute Beschwerden sind plötzlich auftretende und oft heftige Krankheitsreaktionen. Zum Beispiel ein Fließschnupfen, eine Halsentzündung oder eine Prellung. Hier sollen die Salze schnell helfen und den Körper in seinem Heilbestreben unterstützen. Dies funktioniert am besten, wenn Sie mit der Einnahme möglichst oft einen Heilreiz setzen. Beginnen Sie gleich bei den ersten Anzeichen von Beschwerden mit der Einnahme. Bessern sich die Beschwerden, dann reduzieren Sie die Dosis.

Dosierung bei akuten Beschwerden

- **Erwachsene und Kinder über zwölf Jahren: Alle 5 bis 15 Minuten eine Tablette.**
- **Kinder unter 12 Jahren: Ein- bis zweistündlich 1 Tablette.**
- **Bei Säuglingen: Hier gilt die Dosierung wie bei Kindern unter 12 Jahren – ein- bis zweistündlich 1 Tablette in etwas Wasser auflösen und den Brei auf die Lippen streichen.**

Einnahme bei chronischen Erkrankungen

Chronische Erkrankungen wie zum Beispiel Gelenkbeschwerden oder ein Hautausschlag sind über einen längeren Zeitraum entstanden oder Folge einer nicht ausgeheilten akuten Erkrankung. Hier ist die *Regeldosierung* angezeigt.

Dosierung bei chronischen Erkrankungen (= Regeldosierung)

- **Erwachsene und Kinder über 12 Jahren: Drei- bis sechsmal täglich 1 bis 2 Tabletten.**
- **Kinder unter 12 Jahren: Dreimal täglich 1 Tablette.**
- **Bei Säuglingen: Hier gilt die Dosierung wie bei Kindern unter 12 Jahren – dreimal täglich 1 Tablette in etwas Wasser auflösen und den Brei auf die Lippen streichen.**

Was bedeutet D3, D6 oder D12 bei den Tabletten?

Schüßler-Salze werden heute noch genauso hergestellt wie zu Dr. Schüßlers Zeiten: Das Salz wird zusammen mit Milchzucker verrieben und aufgeschlossen (= potenziert) – bis die gewünschte Verreibungsstufe erreicht ist. Dazu wird der Ausgangsstoff (das Mineralsalz) in Zehnerschritten verrieben, etwa 1:10, also 1 Teil Substanz auf 9 Teile Verdünnungsmittel. Eine derartige Verreibung wird deshalb als *Dezimal*-Potenz bezeichnet und würde in diesem Fall als »D1« hinter dem Namen des Salzes gekennzeichnet. Dr. Schüßler hat für jedes Salz eine Regelpotenz genannt. Bei der Mehrzahl der Salze ist dies die D6, bei drei Salzen die D12 (Nr. 1 Calcium fluoratum, Nr. 3 Ferrum phosphoricum, Nr. 11 Silicea). Schüßler-Salben sind alle nur in einer Potenz, der D4, erhältlich.

Wenn mehrere Potenzen angegeben sind

Sind im Kapitel »Beschwerden von A–Z« (ab Seite 35) mehrere Potenzen der Salze angegeben (etwa D6, D12), bedeutet dies, dass sie sich alle bewährt haben. Sollten Sie die Salze über einen längeren Zeitraum einnehmen, empfehle ich, sofern mehrere Potenzen genannt sind, nach jeweils einer Packung die Potenz zu wechseln.

Was bedeutet »im Wechsel« einnehmen?

Manchmal sind verschiedene Salze für Ihre Beschwerden notwendig. Nehmen Sie diese dann auf den Tag verteilt *im Wechsel* ein. Das heißt: Im Laufe des Vormittags zum Beispiel das erste Salz, auf den Nachmittag verteilt das zweite Salz und eventuell das dritte während des Abends.

Tabletten in Wasser auflösen – die »Heiße Sieben«

Beim Schüßler-Salz Nr. 7 Magnesium phosphoricum D6 – deshalb der Name »Heiße Sieben« –, dem krampf- und schmerzstillenden Salz, hat sich die Auflösung in heißem Wasser bewährt. So wird das Salz zügiger von der Mundschleimhaut aufgenommen und wirkt schneller.

»HEISSE SIEBEN« – RICHTIG DOSIEREN

Für Erwachsene lösen Sie 10, für Kinder 5 Tabletten in 1 Glas heißem Wasser auf. Trinken Sie die Lösung langsam und schluckweise (jeden Schluck gut einspeicheln). Bei akuten Beschwerden können Sie diesen Vorgang mehrmals im Abstand von $^1/_2$ Stunde wiederholen. Die »Heiße Sieben« ist bei Bauch-, Kopf-, Muskel- oder Gliederschmerzen und Krämpfen geeignet. Bei unklaren Schmerzen bitte einen Arzt oder Heilpraktiker aufsuchen.

Die 12 Schüssler-Salben

Auf den folgenden Seiten erfahren Sie alles Wissenswerte über die jeweilige Wirkung der einzelnen Schüßler-Salben und bei welchen Krankheiten und Beschwerden Sie sie einsetzen sowie Ihr allgemeines Wohlbefinden mit ihnen steigern können.

Nr. 1 Calcium-fluoratum-Salbe

Die Salbe Nr. 1 vermag Hartes weich zu machen und Weiches zu festigen.

Anwendungsbereiche:
Harte Warzen, Narbenverwachsungen und -verhärtung; arthrotisch veränderte Gelenke, verhärtete Lymphknoten nach einer Erkältung; Brustdrüsenverhärtung nach einer Entzündung; eingekapselte Hautverhärtungen (beispielsweise nach Unfällen, Biss- oder Insektenstichwunden); Fettgeschwülste (Lipome); bei hartem Kropf der Schilddrüse; Hornhaut an Füßen und Händen, rissige, schrundige, harte Haut; Nagelverwachsungen und chronische Nagelbetteiterungen; Faltenbildung; schlaffes Bindegewebe; Bänderschwäche; Organsenkungen; Erweiterung des Venengewebes bei Krampfadern (nicht bei entzündlichen Krampfadern!); Hämorrhoiden und erbsengroße Hämorrhoidenknötchen; Analekzeme; Verrenkungen infolge von Gelenkmissbildungen oder Unterentwicklung; Bändererschlaffung; Erschlaffung der Bauchdecke nach einer Schwangerschaft oder Abmagerungskur; bei Ohrensausen, wenn es durch Arteriosklerose bedingt ist (Salbe hinter dem Ohr auf den tastbaren Knochenhöcker und vor dem Ohransatz einmassieren); verhärtete Schläfenarterien bei Arteriosklerose; generell zur kosmetischen Hautpflege. Für Männer ist die Salbe Nr. 1 als Pflegecreme sehr gut nach der Rasur geeignet.

Nr. 2 Calcium-phosphoricum-Salbe

Wie das Salz, so wirkt die Salbe Nr. 2 hauptsächlich auf die Knochen. Sie stärkt, baut alle Gewebe auf und fördert die Neubildung von Zellen.

Anwendungsbereiche:
Schwach ausgeprägtes Knochengewebe; Kapsel- und Bänderschwäche; Knick- und Senkfuß (auch Salbe Nr. 1); nach Frakturen zur Förderung des Zusammenwachsens der Bruchenden; Schmerzen an alten Knochenbruchstellen; Wachstumsschmerzen bei Kindern; partielle Schweißneigung (zum Beispiel am Hinterkopf); chronische Hautausschläge mit weiß-gelblichen Absonderungen; Kopfschmerzen (insbesondere bei Kindern – die Salbe zwischen den Schulterblättern einreiben); Neigung zu Schleimhautkatarrhen (zum Beispiel bei Bindehautentzündung am Auge: Auf die geschlossenen Lider dünn auftragen); Rückenschmerzen; Gelenkschwellungen; Knochenhautentzündung als Folge eines Unfalls.

Nr. 3 Ferrum-phosphoricum-Salbe

Die Salbe Nr. 3 ist eine Art Notfallmittel in der Biochemie – sie hilft bei allen Verletzungen und Entzündungen im ersten Stadium (Entzündungsstadien, Seite 17).

Anwendungsbereiche:
Schnittverletzungen; Quetschungen; Prellungen; Insektenstiche; Blutergüsse; Hautabschürfungen; Verstauchungen, Sonnenbrand (sofort messerrückendick auftragen) und Verbrühungen (Verbrennung ersten Grades); nach Überanstrengung der Augen (vor dem Schlafengehen die geschlossenen Lider dünn einreiben); Herzklopfen (zum Beispiel nach Aufregung – die Salbe über der Herzgegend einmassieren); entzündliche Hauterkran-

kungen; gerötete Haut; rötliche Hautflecke; Durchblutungsstörungen mit kalten Händen und Füßen (auch Salbe Nr. 4). Die Salbe Nr. 3 hat eine leicht schmerzstillende Wirkung und kann deshalb bei Glieder- und Muskelschmerzen (wie sie zum Beispiel in Zusammenhang mit einem grippalen Infekt, bei beginnendem Rheuma oder nach dem Sport auftreten) und bei Zahnschmerzen – hier wird die Salbe in die Wange einmassiert –, sehr hilfreich sein.

Nr. 4 Kalium-chloratum-Salbe

Diese Salbe ist für Entzündungen im zweiten Stadium gedacht, also wenn Hautentzündungen oder Verletzungen nicht oder nur schleppend vernarben.

Anwendungsbereiche:
Hautausschläge mit hellen, weißlichen (mehlartigen) und harten Krusten wie sie zum Beispiel bei älteren Wunden auftreten; bei Schnupfen mit eingedicktem Nasensekret und bei Nasenschorfbildung (mit einem Wattestäbchen dünn 1–2 cm tief im Naseninneren auftragen); Stirn- und Kieferhöhlenkatarrh (auf der Stirn, unter dem Jochbein auftragen); Bindehautentzündung mit verklebten Lidern (auf die geschlossenen Lider dünn auftragen); Sehnenscheidenentzündung; Kniegelenksentzündung und alle Entzündungen von anderen Gelenken wie etwa Finger-, Fußzehen- und Ellenbogengelenke; Schleimbeutelentzündung; Operationswunden (wenn die akute Phase der Entzündung abgeklungen ist); Entzündungen im zweiten Stadium (Entzündungsstadien, Seite 17), wenn die Wunde schlecht verschorft, sowie bei Prellungen, Blutergüssen, Quetschungen; leichte Venenentzündungen (Salbe nur sanft auftragen, nicht einmassieren); Hauterkrankungen mit Bläschenbildung wie Lippenherpes (auch Salbe Nr. 8); Juckreiz; Hautreizungen nach Impfungen; Hühneraugen; weiche Warzen; Cellulite.

Nr. 5 Kalium-phosphoricum-Salbe

Kalium phosphoricum ist das Nervenmittel der Biochemie. Die Salbe wird unterstützend zur Tabletteneinnahme eingesetzt. Sehr gut ist die Anwendung auf Reflexzonen (siehe »Bücher, die weiterhelfen«, Seite 90).

Anwendungsbereiche:
Zur Stärkung des Herzmuskels; bei hartnäckigen, unangenehm riechenden Hautentzündungen (um die Wunde herum auftragen, zum Beispiel Unterschenkelgeschwüre, schlecht heilende Wunden); Nesselsucht (quaddelartiger Hautausschlag); Muskelschwäche; Haarausfall bis Haarlosigkeit; kreisrunder Haarausfall; eitriger Nagelumlauf (als Salbenpflaster, siehe Seite 12); Krampfzustände, die durch Schwäche und Überanstrengung bedingt sind (Wadenkrämpfe, Schreibkrämpfe).

Nr. 6 Kalium-sulfuricum-Salbe

Kalium sulfuricum hat zwei wichtige Funktionen: Es ist das Salz für das dritte Entzündungsstadium (Entzündungsstadien, Seite 17) und das Entgiftungsmittel der Biochemie. Die Salbe Nr. 6 eignet sich auch sehr gut zur allgemeinen Hautpflege, denn sie regt die Erneuerung der Haut an.

Anwendungsbereiche:
Unreine Haut; Akne; Hautausschläge mit Eiterbläschen; chronischer Schnupfen (bei Sekretfluss Nr. 12 Calcium-sulfuricum-Salbe); Nebenhöhleneiterungen und chronische Bindehautentzündung; Störungen und Funktionsschwäche der Leber (bewährt hat sich die abendliche Leberkompresse, siehe Seite 12 Salbenkompresse); trockene und harte Haut mit Brennen; Hautschuppung und Juckreiz; rheumatisch bedingte Nacken-, Rücken- und Gliederschmerzen.

Nr. 7 Magnesium-phosphoricum-Salbe

Magnesium phosphoricum wirkt entspannend, schmerzstillend und entkrampfend auf Muskeln, Nerven und Organe. Deshalb wird die Salbe Nr. 7 vorwiegend bei Beschwerden dieser Art verwendet.

Anwendungsbereiche:
Reißende, einschießende, stechende und krampfartige Schmerzen, zum Beispiel nächtliche Armschmerzen mit Kribbeln; Ischiasschmerzen; wechselnde und bohrende Nervenschmerzen; Gesichtsneuralgien; Kopfschmerzen (die vom Nacken aufsteigen); Migräne; Zittern der Gliedmaßen; Lidzucken und Lidkrämpfe; Magenkrämpfe; Muskelkrämpfe; Juckreiz (bedingt durch eine Ernährungsstörung der Haut wie bei Schuppenflechte und Neurodermitis); Bauchkrämpfe bei Kindern.

Nr. 8 Natrium-chloratum-Salbe

Die Natrium-Salze haben alle einen Einfluss auf den Flüssigkeitshaushalt unseres Körpers.

Anwendungsbereiche:
Ödeme (Flüssigkeitsansammlungen, Schwellungen – zum Beispiel nach Insektenstichen); trockene Haut; brennende Haut; Sodbrennen (auf der Brustmitte auftragen); Fließschnupfen mit wässrig-klarem und brennendem Sekret (dünn mittels eines Wattestäbchens in die Nasengänge einreiben) sowie wundmachendem Sekret; auch auf der Haut bei brennenden Sekreten; trockene Haut im Alter; Hautausschläge; Bläschenbildung; rissige und trockene Lippen; Akne; Mitesser; Ekzeme mit vermehrter Talgabsonderung; weißschuppige Hautpilze; Analfissuren (Einrisse am After); Windeldermatitis; Folgen von Insektenstichen; Drüsenschwellungen; entzündeter Nagelumlauf; unterstützend bei Gürtelrose und Lippenherpes.

Nr. 9 Natrium-phosphoricum-Salbe

Salbe Nr. 9 reguliert den Säurehaushalt und den Stoffwechsel und wirkt normalisierend auf den Hautfettstoffwechsel.

Anwendungsbereiche:
Fettige Haut; unreine Haut; Insektenstiche; Hühneraugen; Gicht und rheumatische Beschwerden der Gelenke (wie zum Beispiel Arthrose); harmlose Lymphknotenschwellung im Bereich der Achseln und leichte Brustdrüsenentzündung; Akne; Milchschorf.

Nr. 10 Natrium-sulfuricum-Salbe

Natrium sulfuricum fördert generell die Ausscheidung und regt sie an. Es besitzt außerdem eine entzündungshemmende Wirkung.

Anwendungsbereiche:
Darm- und Nierenfunktionsschwäche (zur Anregung des Harnflusses, zur Anregung der Verdauung); Völlegefühl; Leberdruckgefühl; Magenschmerzen mit bitterem Geschmack auf der Zunge; hartnäckige Hautentzündungen und nässende Hautausschläge; Cellulite; Entzündungen der Kopfhaut und dadurch bedingter Haarausfall; Hautausschläge mit Bläschen (gelblich-wässriger Inhalt) und Krustenbildung; Frostbeulen; Hühneraugen; Nervenschmerzen.

Nr. 11 Silicea-Salbe

Silicea stärkt und festigt Haut, Bindegewebe, Haare und Nägel. Es wirkt aufbauend und kräftigend. Das erkannten bereits die alten Ägypter, die Silizium bei Haut- und Gelenkerkrankungen erfolgreich einsetzten.

ANWENDUNGSBEREICHE:
Hautfalten, schlaffe, dünne, raue und welke Haut; Nagelwachstumsstörungen (zum Beispiel brüchige und empfindliche Finger- und Fußnägel); nässende Ekzeme an Füßen und Händen; Hühneraugen; entzündeter Nagelumlauf; degenerative (entartende) Gelenkprozesse mit Abnutzungserscheinungen des Knorpels (Arthrose); generell schmerzhafte Beschwerden an Gelenken (Salbe zweimal täglich einreiben oder einen Salbenverband anlegen, Seite 12); chronische Eiterungen; Knocheneiterungen; Fistelbildung (jeweils unterstützend zur ärztlichen Behandlung – um die Erkrankungsstelle herum auftragen – zum Beispiel als Salbenverband).
Die Salbe Nr. 11 ist auch gut zur kosmetischen Hautpflege geeignet.

Nr. 12 Calcium-sulfuricum-Salbe

Calcium sulfuricum fördert Ausscheidung und Entgiftung. Es unterstützt durch seine austreibende Wirkung das Abklingen von offenen Hauteiterungen, also wenn Abflussmöglichkeiten bestehen (am besten um den Eiterherd herum auftragen).

ANWENDUNGSBEREICHE:
Furunkel und Abszesse (unterstützend zur ärztlichen Behandlung – nur um den Entzündungsherd herum auftragen); hartnäckige, chronische Akne; Stirn- und Nebenhöhlenentzündungen. Tragen Sie die Salbe an der Nasenwurzel, links und rechts neben dem Nasenrücken und unterhalb der Jochbeinbögen auf. Dort liegen spezifische und hilfreiche Reflexzonen für die Nebenhöhlen. Rheumatisch entzündliche Gelenkerkrankungen; Störungen des Lymphflusses und Entzündungen von Lymphknoten; hartnäckige Bronchitis (auf der Brust auftragen, darüber eine feuchtheiße Kompresse, siehe Seite 12).

Die 24 Schüssler-Salze

Die Kombination von Salben und Salzen ist in vielen Fällen empfehlenswert. Damit Sie einen Überblick über die Wirkung der Salze gewinnen, hier eine Beschreibung mit den wichtigsten Heileigenschaften der 12 Schüßler-Salze und der 12 Ergänzungsmittel.

Nr. 1 Calcium fluoratum D12 (Kalziumfluorid)

Anwendungsbereiche:
Hornhaut; verhärtete Narben; faltige Haut; Schwangerschaftsstreifen; Warzen (verhärtet); hornartige Papeln an Beinen und Armen; Nagel- und Nagelbettveränderungen (Nagelpilze); Ekzeme nach Strahlenbehandlung; Hämorrhoiden; Besenreiser-Venen; Krampfadern; Arthrose; Fersensporn; Knochenerweichung; Knochenschwund; Überbein; zur Zahnkaries-Vorbeugung.

Nr. 2 Calcium phosphoricum D6 (Kalziumphosphat)

Anwendungsbereiche:
Knochen- und Zahnbildungsstörungen bei Kindern und Jugendlichen; erschwerte Zahnung; nach Knochenbrüchen zur Förderung des Zusammenwachsens der Bruchenden; generell bei Knochenerkrankungen; bei Muskelkrämpfen, auch mit Kälte-, Kribbel- und Taubheitsgefühl (vorwiegend bei blassen Personen); Flüssigkeitsansammlungen in den Schleimbeuteln des Kniegelenks; Hauterkrankungen mit eiweißähnlichen Absonderungen; übersteigerte Stoffwechselvorgänge – auffällig durch schnelle Ermüdung; Schwäche nach Krankheiten; Nervosität; Nervenschwäche; Unruhe; Appetitlosigkeit; Wachstumsschmerzen bei Kindern.

Nr. 3 Ferrum phosphoricum D12 (Eisenphosphat)

Anwendungsbereiche:
Alle Entzündungen und Verletzungen wie Schleimhautentzündung (Erkältung, Magen-Darm-Schleimhautentzündung, Durchfall aufgrund von Schleimhautreizungen/-entzündungen, nach Essen verdorbener Nahrung); Verbrennung ersten Grades; Hautentzündungen im Anfangsstadium (generell alles was mit Rötung einhergeht); Verstopfung bei Darmschwäche; Haarwachstumsstörungen; Konzentrationsschwäche: Sehr gut geeignet ist dieses Salz bei Lernstörungen und Gedächtnisschwäche – es verbessert die geistige Leistungsfähigkeit. Störungen des Eisenstoffwechsels; Blutandrang zum Kopf; Hitzewallungen; allgemeine Erschöpfung; entzündlich bedingte Zahnschmerzen; bei akuten rheumatischen Beschwerden; Abwehrschwäche.

Nr. 4 Kalium chloratum D6 (Kaliumchlorid)

Anwendungsbereiche:
Haut- und Schleimhautentzündungen wie Erkältungskrankheiten (zum Beispiel Hals-, Rachenentzündung, Husten); Magen-Darm-Schleimhautentzündung; Mundschleimhautgeschwüre (Aphthen); Sehnenscheidenentzündungen; Störungen der Blutzusammensetzung (»dickes Blut«); Fettunverträglichkeit; Knacken/Krachen im Ohr bei Tubenkatarrh, auch mit Schwerhörigkeit; chronische Blasenentzündung; harmlose und weiche Lymphknotenschwellung nach Infekten; entzündliche Hautschwellungen mit Rötung (neben Ferrum phosphoricum); Hautausschläge (Flechten mit weißlicher Auflagerung oder weißer Schuppung); Cellulite (auch Nr. 10 Natrium sulfuricum D6); verstopfte Nase und Neigung zur Polypenbildung in der Nase.

Nr. 5 Kalium phosphoricum D6 (Kaliumphosphat)

Anwendungsbereiche:
Erschöpfung und Erschöpfungsdepression (Niedergedrücktsein nach Belastung); Nervosität; Ruhelosigkeit; Reizbarkeit; Konzentrationsstörungen; Fäulnisprozesse im Darm mit Blähungen und Winden; Schlafstörungen (infolge Denkens); Durchfälle bei Aufregung; Mundschleimhautentzündungen; Schmerzen und Krämpfe; unterstützend bei Herzmuskelschwäche.

Nr. 6 Kalium sulfuricum D6 (Kaliumsulfat)

Anwendungsbereiche:
Chronische Haut- und Schleimhauterkrankungen mit gelb-schmierigem Belag oder gelbschleimigem Sekret (z. B. chronischer Schnupfen, chronische Bronchitis, chronische Bindehautentzündung); chronische Magen-Darm-Schleimhauterkrankungen mit gelblich belegter Zunge; Zahn-, Kopf- und Gliederschmerzen; Kältegefühl; Frieren; Herzklopfen bei Aufregung; Ängstlichkeit; Traurigkeit mit dem Gefühl der Schwere und Mattigkeit; wandernde rheumatische Schmerzen in den Gelenken.

Nr. 7 Magnesium phosphoricum D6 (Magnesiumphosphat)

Anwendungsbereiche:
Schmerzen und Krämpfe wie zum Beispiel Nerven- und Muskelschmerzen; Muskelhartspann; Zahnschmerzen; Gesichtsschmerzen; Gliederschmerzen; Bauchkrämpfe; nervöse Störungen wie Lidzucken, Muskelzucken; Unruhe; Erregung; Hustenkrämpfe; Reiz- und Kitzelhusten; Beklemmungsgefühl; schmerzhafte Menstruation; Einschlafstörungen; Hyperaktivität bei Kindern.

Nr. 8 Natrium chloratum D6 (Natriumchlorid, Kochsalz)

Anwendungsbereiche:
Hautschwellungen (Ödeme); Tränen- und Speichelfluss (auch mit wundmachenden Sekreten); akuter Fließschnupfen; Zahnschmerzen mit Speichelfluss; wässriger Durchfall; trockene Augen; trockener Mund, Rachen und Nase sowie trockene Haut; Insektenstiche; Bläschenausschlag der Haut (der Bläscheninhalt sieht wasserhell aus); Verstopfung bei trocken aussehendem Stuhl; Magenkatarrh (mit Erbrechen von klarem, wässrigem Schleim); Gelenkbeschwerden mit Knacken – mangels Gelenkflüssigkeit; allgemeiner Kräfteverfall, Erschöpfung; Depression mit Weinerlichkeit.

Nr. 9 Natrium phosphoricum D6 (Natriumphosphat)

Anwendungsbereiche:
Beschwerden, die nach Milchgenuss auftreten, vor allem bei Kindern, die mit Kuhmilch gestillt werden; saures Aufstoßen; Erbrechen von saurem Mageninhalt; gelblich-grünliche Durchfälle mit Bauchschmerzen; Gicht und generell Gelenkerkrankungen; Verdauungsprobleme nach dem Verzehr von fettreicher Nahrung; Sodbrennen; Blähungen und Atemnot infolge eines aufgetriebenen Bauchs; Akne, vor allem bei fettiger Haut; Störungen des Fettstoffwechsels (Adipositas); Muskelkater; Entzündungen der Blase und ableitenden Harnwege.

Nr. 10 Natrium sulfuricum D6 (Natriumsulfat, Glaubersalz)

Anwendungsbereiche:
Bettnässen; Störungen der Gallensäurebildung mit Verdauungsproblemen und hellem Stuhlgang; Verstopfung;

Blähungen; gelblich aussehende und/oder vermehrt morgens auftretende Durchfälle; Hautschwellungen (Ödeme), zum Beispiel der Unterschenkel (meist im Sommer bei Frauen mit Venenschwäche); Hautbläschen mit gelblicher Flüssigkeit; nässende Hautausschläge; Katarrhe mit gelb-grünem Sekret; Feigwarzen; Störungen des Fettstoffwechsels (Adipositas); rheumatische Beschwerden, die auftreten, wenn das Barometer fällt; aggressive Entzündungen wie heftige Akne und Kupferfinnen (Rosacea); unterstützend bei Depressionen, wenn sie nach Kopf- und Wirbelsäulenverletzungen auftreten.

Nr. 11 Silicea D12 (Kieselsäure)

Anwendungsbereiche:
Chronisch rheumatische Gelenkerkrankungen (Arthrose, Gicht); Knochenhaut- und Sehnenscheidenentzündungen; Entwicklungs- und Wachstumsstörungen der Knochen; Abmagerung nach Krankheiten; Haarausfall; trockene Haut; Schuppenflechte; Akne (an Stirn, Nacken und Rücken); brüchige, schlecht wachsende Finger- und Zehennägel; generell bei Hauteiterungen; chronische Hautausschläge; Abwehrschwäche; immer wiederkehrende Mittelohrentzündungen.

Nr. 12 Calcium sulfuricum D6 (Kalziumsulfat, Gips)

Anwendungsbereiche:
Hauteiterungen, die eine Öffnung nach außen haben (zum Beispiel das Gerstenkorn); chronische Stirn- und Nebenhöhlenentzündung; chronischer Schnupfen jeweils mit gelblichem Sekretfluss; eitrige Aknepusteln; chronisch-rheumatische Gelenkentzündungen; zur Unterstützung bei eitrig-chronischer Bronchitis und Lymphknotenentzündung; zur Anregung der Ausscheidung von Schlackenstoffen.

DIE 12 ERGÄNZUNGSMITTEL

Für die Behandlung Ihrer Beschwerden mit Schüßler-Salben und -Salzen sind die 12 auf den vorhergehenden Seiten vorgestellten Basissalze in der Regel ausreichend. Ab und zu werden in diesem Kompass weitere Salze, die so genannten Ergänzungsmittel, empfohlen. Sie wurden von Dr. Schüßlers Nachfolgern später in die Therapie eingeführt. Mit der unten angefügten Tabelle werden Sie kurz über die Anwendung der Ergänzungsmittel informiert.

ERGÄNZUNGSSALZ	ANWENDUNG BEI
Nr. 13 – Kalium arsenicosum D6 (Kaliumarsenit)	chronischen Haut- und Schleimhautentzündungen
Nr. 14 – Kalium bromatum D6 (Kaliumbromid)	Haut- und Schleimhautentzündungen; Husten; psychischer Erregung und Erschöpfung
Nr. 15 – Kalium jodatum D6 (Kaliumjodid)	Schilddrüsenfunktionsstörung; Fettleibigkeit; Bluthochdruck
Nr. 16 – Lithium chloratum D6 (Lithiumchlorid)	Gicht; Abwehrschwäche; bei Depressionen (unterstützend)
Nr. 17 – Manganum sulfuricum D6 (Mangansulfat)	Allergien; Abwehrschwäche; Arthrose; Hauterkrankungen; Diabetes (unterstützend); Osteoporose
Nr. 18 – Calcium sulfuratum D6 (Kalziumsulfid)	eitrigen Entzündungen; Gelenkerkrankungen

Ergänzungssalz	Anwendung bei
Nr. 19 – Cuprum arsenicosum D6 (Kupferarsenit)	Krämpfen; Gelenk-, Haut- und Nagelerkrankungen; Erschöpfung; Schwäche
Nr. 20 – Kalium aluminium sulfuricum D6 (Kaliumaluminiumsulfat, Alaun)	Haut- und Schleimhautentzündungen; übermäßigem Schwitzen
Nr. 21 – Zincum chloratum D6 (Zinkchlorid)	Abwehrschwäche; bei Diabetes (unterstützend); Hauterkrankungen; Haarausfall
Nr. 22 – Calcium carbonicum D6 (Kalziumcarbonat)	Allergien; Haut-, Knochen- und Zahnerkrankungen
Nr. 23 – Natrium bicarbonicum D6 (Natriumbicarbonat, Natron, Natriumhydrogencarbonat)	Sodbrennen; Magenübersäuerung; Verdauungsstörungen
Nr. 24 – Arsenum jodatum D6 (Arsentrijodid)	chronischen Haut- und und Schleimhautentzündungen; Funktionsstörungen der Schilddrüse

Beschwerden von A–Z

In diesem Kapitel möchte ich Ihnen anhand der Beschwerden von A bis Z zeigen, welche Salben, Salze und naturheilkundlichen Anwendungen Ihnen helfen, Ihre Beschwerden schnell in den Griff zu bekommen.

Allgemeinbefinden

Kopfschmerzen

Kopfschmerzen liegen verschiedene Ursachen zugrunde. Das können muskuläre Verspannungen, Nahrungsmittelunverträglichkeiten, Stress, Anspannung, zu wenig Flüssigkeitsaufnahme, Infektionen, Wirbelkörperfehlstellungen und unter anderem Darmpilze sein.

- *Bei Kopfschmerzen:* Reiben Sie Stirn, Schläfen oder Nacken mit Nr. 7 Magnesium-phosphoricum-Salbe ein; alternativ: Nr. 3 Ferrum-phosphoricum-Salbe.
- *Kopfschmerzen, die vom Nacken aufsteigen*: Nr. 7 Magnesium-phosphoricum-Salbe.
- *Kopfschmerzen bei blassen Personen und Schulkopfschmerz bei Kindern*: Nr. 2 Calcium-phosphoricum-Salbe.
- *Kopfschmerzen nach Verletzungen:* Nr. 10 Natrium-sulfuricum-Salbe.
- *Migräneartiger, halbseitiger Kopfschmerz:* Nr. 8 Natrium-chloratum-Salbe.

Unterstützend: Nehmen Sie zusätzlich zu den Salben die entsprechenden Tabletten ein. Bewährt hat sich generell bei Schmerzen die Nr. 7 Magnesium phosphoricum D6, Tabletten, als »Heiße Sieben« (Seite 20). Untersuchung der Halswirbelsäule auf Fehlstellungen; Hochfrequenztherapie (Seite 86) der als schmerzhaft getesteten Kopfpunkte; Untersuchung auf Nahrungsmittelallergene; Schröpfkopfbehandlung (Seite 87) bei verspannten Muskeln; Untersuchung des Stuhls auf Darmstörungen.

Krämpfe und Schmerzen

Treten Schmerzen auf, sollte ein **Arzt/Heilpraktiker** nach der Ursache suchen. Verschiedene Auslöser kommen in Betracht – deshalb sollte der Sache auf den Grund gegangen werden.

- *Bei Krämpfen und Schmerzen:* Nr. 7 Magnesium-phosphoricum-Salbe.
- *Bei blassen Personen:* Nr. 2 Calcium-phosphoricum-Salbe.

Unterstützend: Feuchtheiße Kompressen auf der Schmerzstelle – darunter tragen Sie die ausgewählte Salbe auf. Nehmen Sie zusätzlich die passenden Tabletten zu den ausgewählten Salben ein.

Zahnschmerzen

Bei Zahnschmerzen suchen Sie bitte einen **Zahnarzt** auf. Bis zum Besuch des Zahnarztes können Schüßler-Salben Erleichterung verschaffen.

- *Bei Zahnschmerzen generell:* Nr. 3 Ferrum-phosphoricum-Salbe.
- *Zahnschmerzen, die durch Wärme schlimmer werden:* Nr. 6 Kalium-sulfuricum-Salbe.
- *Zahnschmerzen, die sich durch Wärme bessern:* Nr. 7 Magnesium-phosphoricum-Salbe.
- *Zahnschmerzen mit Speichelfluss:* Nr. 8 Natrium-chloratum-Salbe.

Unterstützend: Nehmen Sie die zu Ihren Zahnschmerzen passenden Salze ein.

AUGENERKRANKUNGEN

Bei allen Augenerkrankungen können Sie Schüßler-Salben unterstützend zur fachärztlichen Behandlung anwenden.

Wichtig: Beachten Sie, dass Sie die für Ihre Beschwerde korrekte Salbe nicht im Auge, sondern immer nur auf das geschlossene Lid und um das Auge herum auftragen.

Bindehautentzündung

Auslöser für eine Bindehautentzündung am Auge können mechanischer, chemischer, thermischer oder infektiöser Art sein. Suchen Sie in jedem Fall unbedingt einen **Augenarzt** auf.

- *Bei Bindehautentzündung:* Anfangs Nr. 3 Ferrum-phosphoricum-Salbe.
- *Bei weißlichem Sekret:* Nr. 4 Kalium-chloratum-Salbe.
- *Bei gelblichem Sekret:* Nr. 6 Kalium-sulfuricum-Salbe.

Unterstützend: Spülen oder Abtupfen mit Augentrosttee aus der Apotheke; Hochfrequenztherapie.

Grauer Star

Dabei handelt es sich um eine Erkrankung, bei der nach und nach eine Trübung der Linse auftritt. Das Sehen und speziell das Farbensehen verschlechtern sich.

- *Bei Grauem Star:* Nr. 1 Calcium-fluoratum-Salbe im Wechsel mit Nr. 11 Silicea-Salbe (eine Salbe morgens, eine abends auftragen).

Unterstützend: Hochfrequenzbestrahlung der Augen. Nr. 1 Calcium-fluoratum-D12-Tabletten, Nr. 11 Silicea-D12-Tabletten und Nr. 8 Natrium-chloratum-D6-Tabletten. Ansteigende Fußbäder (Seite 84).

Sehschwäche

Nach Anstrengung, aufgrund schlechter Durchblutung oder im Alter kann die Sehleistung abnehmen. Verschiedene Erkrankungen wie zum Beispiel Diabetes können Sehstörungen begünstigen.

- *Bei Sehschwäche generell:* Nr. 3 Ferrum-phosphoricum-Salbe.
- *Bei Sehschwäche nach Anstrengung:* Nr. 5 Kalium-phosphoricum-Salbe.
- *Bei trockenen Augen:* Nr. 8 Natrium-chloratum-Salbe.

Unterstützend: Sehübungen nach Dr. Bates oder Harry Benjamin (Literatur: Janet Goodrich, Seite 89). Spezielle Augen-Vitamine aus der Apotheke.

Bewegungsapparat

Bei Gelenk- und Knochenerkrankungen muss zwischen entzündlichen und degenerativen (entartenden) Erkrankungen unterschieden werden. Oft kommen degenerative Beschwerden zusammen mit Entzündungen vor. Deshalb empfehle ich Ihnen eine Salbenmischung, die Sie mehrmals täglich auftragen. Bei Knochenerkrankungen genügt oft eine Salbe – bei Nervenschmerzen unterscheiden Sie bitte nach den individuellen Symptomen.

Arthritis (Gelenkentzündung)

Entzündliche Gelenke äußern sich in Rötung, Schwellung, Schmerz und Wärmegefühl. Sie können nach Verletzungen, Stürzen oder bei rheumatischen Erkrankungen (zum Beispiel Polyarthritis) auftreten. Bitte suchen Sie in jedem Fall einen **Arzt/Heilpraktiker** auf.

- *Bei Arthritis im Anfangsstadium:* Nr. 3 Ferrum-phosphoricum-Salbe.
- *Bei Arthritis, wenn die Entzündung deutlich ausgebrochen ist:* Nr. 4 Kalium-chloratum-Salbe.
- *Bei chronischer Gelenkentzündung (rheumatisch-entzündliche Gelenkbeschwerden):* Nr. 6 Kalium-sulfuricum-Salbe oder Nr. 12 Calcium-sulfuricum-Salbe.

Unterstützend: Nehmen Sie zusätzlich zu den Salben die entsprechenden Schüßler-Salze. Ansteigende Fußbäder (Seite 84); Quarkumschläge (Speisequark gut auftragen, darüber ein trockenes Tuch – für einige Stunden auf der Haut belassen). Bewährt haben sich bei Entzündungen Ananas- und Papaya-Enzyme sowie Omega-3-Fettsäuren, die Vitamin E und Eicosapentaensäure enthalten (aus der Apotheke). Bei Kniegelenksbeschwerden hat sich in der Praxis folgende Mischung mit Bach-Blüten bewährt (Bach-Blüten Hautzonen nach Krämer/Wild, Literatur Seite 90): Mischen Sie für das linke Knie 2 Tropfen der Bach-Blüte Nr. 33 Walnut, für das rechte Knie 2 Tropfen der Bach-Blüte Nr. 27 Rock Water in Ihre Salbe. Sie können sich auch eine Salbe in der Apotheke mit den Bach-Blüten-Tropfen mischen lassen (pro Tube 10 Tropfen). Hochfrequenztherapie. Verzicht auf Schweinefleisch und Süßigkeiten.

Arthrose (Gelenkentartung)

Bei der Arthrose bildet sich der Gelenkknorpel zurück – er entartet, ist anfangs aufgetrieben, dann porös und brüchig. Hier sind Salben wichtig, die regenerierend und festigend auf den Gelenkknorpel einwirken. Das Wichtigste jedoch ist Bewegung wie Laufen oder Radfahren. Durch Bewegung kann der Knorpel wie ein Schwamm Nährstoffe aufnehmen und sich wieder neu aufbauen.

- *Bei Arthrose:* Nr. 1 Calcium-fluoratum-Salbe und Nr. 11 Silicea-Salbe; bewährt hat sich ein Salbenumschlag mit beiden Salben. Lassen Sie den Salbenumschlag für 12 bis 24 Stunden auf der Haut.
- *Bei Schmerzen:* Nr. 7 Magnesium-phosphoricum-Salbe, in die Sie einige Tropfen Rosmarin- oder Thymianöl mischen.

Unterstützend: Nr. 1 Calcium-fluoratum-D12-Tabletten und Nr. 11 Silicea-D12-Tabletten – über einige Monate. Gut geeignet ist eine spezielle Gelenkaufbaunahrung (Apotheke, Reformhaus) – sie sollte Glucosamin, Chondroitin und Mangansulfat enthalten. Weitere hilfreiche Möglichkeiten sind: Hochfrequenztherapie (Seite 86); Gelenkpackung mit Peloid (Seite 86) und Wasserpunktur (Seite 88).

Bänder- und Sehnenerkrankungen, Tennisellenbogen

Neben entzündlichen Veränderungen wie beim Tennisellenbogen oder der Sehnenentzündung sind Elastizitätsverlust, Schwäche oder Verhärtung die häufigsten Ursachen für Beschwerden an Bändern und Sehnen. Entzündungen treten meist durch chronische Überlastung, kleine Verletzungen oder in Zusammenhang mit Stoffwechselerkrankungen auf.

- *Bei Sehnenscheidenentzündung, Sehnenentzündung, Tennisellenbogen:* Nr. 3 Ferrum-phosphoricum-Salbe (Anfangsstadium, beginnende Symptome) und Nr. 4 Kalium-chloratum-Salbe (wenn die Erkrankung deutlich ausgebrochen ist).
- *Bei chronischen Beschwerden:* Das Tennisarm-Schema anwenden. Dazu eine Woche lang über Nacht Nr. 3 Ferrum-phosphoricum-Salbe als Salbenumschlag; dann 4 Wochen lang ebenso Nr. 4 Kalium-chloratum-Salbe; falls dann noch keine Besserung eingetreten ist, noch 4 Wochen lang Nr. 11 Silicea-Salbe.
- *Sehnen- und Bänderschwäche (erkennbar beispielsweise durch Neigung zum Umknicken der Füße):* Nr. 1 Calcium-fluoratum-Salbe und Nr. 11 Silicea-Salbe. Tragen Sie beide Salben im Wechsel auf (morgens und abends) oder legen Sie jeweils für 12 Stunden einen Salbenverband an.
- *Sehnen- und Bänderverletzungen (zum Beispiel nach dem Sport):* Nr. 3 Ferrum-phosphoricum-Salbe als Umschlag.

Unterstützend: Bei Verletzungen sofort kalte Eiswasserumschläge nur kurzfristig für einige Minuten auflegen. *Bei Bänderschwäche:* Schachtelhalmsaft (aus Apotheke, Reformhaus – einzunehmen nach Packungsanleitung), Gymnastik, Helmel-Übungen (Literatur, Seite 89).

- *Bei Sehnenentzündungen:* Ruhigstellen oder Bewegung einschränken. Hochfrequenztherapie (Seite 86). Ananas- und Papaya-Enzyme aus der Apotheke, nach Packungsbeilage einnehmen.
- *Beim Tennisellenbogen:* Mischen Sie 2 Tropfen der Bach-Blüten-Tropfen Nr. 17 Hornbeam (für den rechten Ellenbogen) oder Nr. 20 Mimulus (für den linken Ellenbogen) in Ihre Salbe, bevor Sie sie aufstreichen. Ebenso sind Wasserpunktur (Seite 88) und Schallwellentherapie (Seite 87) geeignet.

Fibromyalgie

Bei der Fibromyalgie treten an typischen Punkten Schmerzen der Muskeln, Knochen und des Bindegewebes auf – hauptsächlich am Rücken. Diese können heftig sein und das Allgemeinbefinden stark beeinträchtigen. Depressionen, Schlafstörungen und Abwehrschwäche sind weitere Symptome. Die Ursachen der Krankheit sind nicht völlig geklärt.

- *Bei Fibromyalgie:* Nr. 7 Magnesium-phosphoricum-Salbe im Wechsel mit Nr. 5 Kalium-phosphoricum-Salbe. Mehrmals über den schmerzhaften Stellen einmassieren.

Unterstützend: Die entsprechenden Tabletten zu den Salben einnehmen – auch mehrmals die »Heiße Sieben« (Seite 20). Magnesium-Kalzium-Tabletten aus Dolomitgestein; Tabletten, die Chinarinde enthalten (Apotheke); Vollbäder mit Heublumenextrakt; ansteigende Fußbäder am Abend (Seite 84). Siehe auch »Muskelschmerzen« (Seite 43). Bewährt hat sich auch die Rückenschmerzen-Salbe (Seite 45).

Gicht

Gicht ist eine Erkrankung, die durch vermehrte Harnsäure im Blut ausgelöst wird. Harnsäurekristalle, die sich in Gelenkspalten ablagern, können zu Entzündung und heftigen Schmerzen führen. Bei einem Gichtanfall sollten Sie einen **Arzt** aufsuchen.

- *Generell bei Gicht:* Nr. 9 Natrium-phosphoricum-Salbe im Wechsel mit Nr. 11 Silicea-Salbe.
- *Bei Gichtanfällen mit Rötung, Schmerz, Schwellung des Gelenks:* Nr. 3 Ferrum-phosphoricum-Salbe im Wechsel (oder als Mischung) mit Nr. 9 Natrium-phosphoricum-Salbe.

Unterstützend: Morgens Nr. 9 Natrium-phosphoricum-D6-Tabletten, mittags Nr. 11 Silicea-D12-Tabletten und vor dem Schlafen Nr. 10 Natrium-sulfuricum-D6-Tabletten. Auch Nr. 16 Lithium-chloratum-D6-Tabletten und

Nr. 23 Natrium-bicarbonicum-D6-Tabletten haben sich bewährt. Ansteigende Fußbäder (Seite 84).
Verzichten Sie auf folgende Lebensmittel: Innereien von Schlachttieren; Alkohol – vor allem Bier; Hering, Sardellen, Sprotten und Fische, die kleiner als Forellen sind; weiße Bohnen, grüne Erbsen, Linsen.

Hexenschuss

Beim Hexenschuss treten plötzlich intensive Schmerzen im Bereich der Lenden auf. Dadurch entsteht eine Schonhaltung, die Bewegung ist eingeschränkt; an der Rückenmuskulatur entsteht Hartspann, die Dornfortsätze der Wirbelsäule sind empfindlich. Ursache sind meist Wirbelveränderungen (Dislokationen). Suchen Sie bei heftigen Schmerzen einen **Arzt/Heilpraktiker** auf.

- *Bei Hexenschuss:* Mischen Sie die Salben Nr. 3 Ferrum-phosphoricum und Nr. 9 Natrium-phosphoricum – jeweils 1 bis 2 Salbenstränge – miteinander. Bewährt hat sich, folgende Bach-Blüten (je 2 Tropfen) zur Salbe dazuzumischen: Nr. 24 Pine und Nr. 36 Wild Oat (Literatur zu Bach-Blüten, Seite 90).
- *Bei hartnäckiger Muskelverspannung (Hartspann):* Nr. 7 Magnesium-phosphoricum-Salbe und je 2 Tropfen Neroli- und Lavendelöl dazumischen.

Unterstützend: Nr. 7 Magnesium-phosphoricum-D6-Tabletten als »Heiße Sieben« (Seite 20) – mehrmals täglich. Feuchtheiße Kompressen (immer wieder erneuern); Schonlage: Legen Sie sich auf eine feste Unterlage (zum Beispiel den Fußboden) und winkeln Sie die Beine an – am besten über einen Stuhl legen. So bleiben Sie 1/2 Stunde oder länger liegen. Die angespannte Muskulatur kann entspannen. Manuelle Wirbelsäulentherapie nach Dorn; Vitamin-B_1-Tabletten (nach Packungsanleitung einnehmen). Schallwellentherapie, Wasserpunktur, Hochfrequenztherapie; sanftes, aber auch blutiges Schröpfen. Bei Entzündungen zusätzlich Ananas-Enzyme (Apotheke); ansteigende Fußbäder (Seite 84).

Muskelkater

Durch sportliche Betätigung, vor allem bei untrainierten Personen, kommt es zu Schmerzen in der Muskulatur. Oft schränken sie die Beweglichkeit für einige Tage ein. Es handelt es sich dabei um Mikroverletzungen der Muskelfasern; gleichzeitig begünstigt übermäßig entstehende Milchsäure die Schmerzen.

- *Bei Muskelkater:* Nr. 3 Ferrum-phosphoricum-Salbe und Nr. 9 Natrium-phosphoricum-Salbe (mischen Sie einige Salbenstränge von beiden Salben und geben Sie einige Tropfen Lavendelöl dazu). Sie können Beine oder Arme mit dieser Salbe auch vorbeugend einreiben.

Unterstützend: Nr. 3 Ferrum-phosphoricum-D12-Tabletten und Nr. 9 Natrium-phosphoricum-D6-Tabletten. Nach dem Sport heiß duschen (wie verträglich). Bei immer wieder auftretendem Muskelkater: Einmal täglich – oder vor dem Sport – Nr. 7 Magnesium-phosphoricum-D6-Tabletten als »Heiße Sieben« (Seite 20). Bewährt haben sich Wasserpunktur (Seite 88) und Schallwellentherapie (Seite 87).

Muskelverspannung, Muskelhartspann, Muskelschmerzen

Aufgrund einseitiger Sitzhaltung, Zugluft, Nässe oder Sport bei Untrainierten kann es zu Muskelverspannung, Muskelhartspann und Muskelschmerzen kommen.

- *Bei Muskelverspannung, -schmerzen:* Nr. 7 Magnesium-phosphoricum-Salbe (auch mit einigen Tropfen Cajeputöl gemischt).
- *Bei blassen Personen:* Nr. 2 Calcium-phosphoricum-Salbe.

Unterstützend: Vitamin-B_6- und manganreiche Nahrung wie Nüsse, Haferflocken, Reis, Eier und Butter. Sauna oder Infrarotkabine. Warme Heublumenbäder; Hochfrequenztherapie (Seite 86); Schröpfkopfbehandlung (Seite 87); Wasserpunktur (Seite 88).

Neuralgien

Neuralgie bedeutet: Nervenschmerz. Häufig steckt hinter der Neuralgie eine Entzündung. Plötzlich oder allmählich auftretende Nervenschmerzen haben verschiedene Ursachen wie Zugluft, Diabetes, Gürtelrose, Fehlstellungen von Wirbelkörpern, Entzündungen und Verhärtungen der Muskulatur oder Vitamin-B_1-Mangel. Auch Folgen von Unfällen oder Operationen sind Auslöser.

- *Bei Neuralgien mit einschießenden, plötzlich auftretenden Schmerzen:* Nr. 7 Magnesium-phosphoricum-Salbe (mehrmals täglich einreiben) – auch mit einigen Tropfen Cajeput-, Lavendel- und Melissenöl gemischt.
- *Nervenschmerzen, Kribbeln und Krämpfe bei blassen Personen:* Nr. 2 Calcium-phosphoricum-Salbe.
- *Nervenschmerzen nach Überanstrengung, zum Beispiel der Arme:* Nr. 5 Kalium-phosphoricum-Salbe.

Unterstützend: Nr. 7 Magnesium-phosphoricum-D6-Tabletten – mehrmals täglich als »Heiße Sieben« (Seite 20). Vitaminreiche Kost (vor allem Vitamin B_1 – zum Beispiel im frischen Getreidekorn, beim angesetzten Frischkornmüsli bleibt das Vitamin B_1 erhalten); Verzicht auf Süßwaren. Hochfrequenztherapie (Seite 86); Magnetfeldtherapie.

Rückenschmerzen

Treten Rückenschmerzen plötzlich auf, kann die Ursache eine Verschiebung (Dislokation) von Wirbelkörpern sein – das ist zum Beispiel eine der Ursachen beim Hexenschuss (Seite 42). Im schlimmsten Fall sind Rückenschmerzen Zeichen eines Bandscheibenvorfalls (zum **Arzt**!). Wirbelkörperdislokationen entstehen durch falsche Bewegung, Stürze, Unfälle, Sport (bei allgemeiner Bänderschwäche) oder jahrelanger Fehlhaltung. Sie können sowohl die Hals-, Brust- und Lendenwirbel betreffen. Ebenso treten Rückenschmerzen durch Liegen auf zu harter oder zu weicher Matratze und durch Muskelhartspann auf.

➤ *Bei Rückenschmerzen:* Bewährt hat sich die Rückenschmerzen-Salbe: Mischen Sie je 1 oder mehrere Salbenstränge (oder die ganze Tube für einen längeren Gebrauch) Nr. 2 Calcium-phosphoricum-Salbe, Nr. 3 Ferrum-phosphoricum-Salbe und Nr. 11 Silicea-Salbe. Dazu geben Sie einige Tropfen Cajeput-, Lavendel- und Rosmarinöl.

Unterstützend: Nr. 7 Magnesium-phosphoricum-D6-Tabletten – mehrmals täglich als »Heiße Sieben« (Seite 20). Hochfrequenztherapie (Seite 86); feuchtheiße Kompressen (immer wieder erneuern); Schröpfen (Seite 87); Wasserpunktur (Seite 88); Schallwellentherapie (Seite 87); Infrarot-Kabine. Ansteigende Fußbäder; auch Einreibungen mit Johanniskrautöl. Manuelle Wirbelsäulentherapie mit Prüfung, ob eine Beinlängendifferenz vorliegt.

Wachstumsschmerzen

Kinder in der Entwicklungsphase leiden manchmal unter wachstumsbedingten nächtlichen Schmerzen in den Röhrenknochen (meist Unterschenkel). Durch körperliche Verausgabung wird der Schmerz ausgelöst oder verstärkt.

➤ *Bei Wachstumsschmerzen:* Nr. 2 Calcium-phosphoricum-Salbe – abends die schmerzenden Stellen über mehrere Wochen lang einmassieren.

Unterstützend: Die körperliche Verausgabung beim Spielen sollte sich in Grenzen halten. Zusätzlich Nr. 2 Calcium-phosphoricum-D6-Tabletten mehrere Wochen lang einnehmen. Das ist wichtig, um generell stärkend auf das Knochenwachstum des Kindes einzuwirken.

FRAUENKRANKHEITEN

Verschiedene Beschwerden von Frauen lassen sich sehr gut mit Schüßler-Salben behandeln. Dazu zählen Brust-, Vaginal- und Menstruationsbeschwerden.

Brustdrüsenentzündung

Brustdrüsenentzündungen treten am häufigsten in der Stillzeit auf – das Saugen des Kindes kann zur Reizung der Brustdrüse führen.

- *Bei Brustdrüsenentzündung:* Nr. 9 Natrium-phosphoricum-Salbe.
- *Verhärtung der Brustdrüsen nach einer Entzündung:* Nr. 1 Calcium-fluoratum-Salbe.
- *Chronisch unterschwellige oder immer wiederkehrende Entzündungen:* Nr. 11 Silicea-Salbe (auch als Salbenumschlag).

Unterstützend: Quarkumschläge – ein- bis zweimal täglich Speisequark auftragen, unter einer Mullkompresse für 1 bis 3 Stunden oder über Nacht auf der Brust lassen.

Brusterschlaffung

Schlaffe Brüste sind keine Krankheit, sondern mehr ein kosmetisches Problem. Sie sind Ausdruck einer Gewebeschwäche (Bindegewebe) – die sich deutlicher ausprägt, wenn kein BH getragen wird und jahrelang Ernährungsfehler gemacht wurden (zu wenig Kalzium, Magnesium, Proteine, Vitamine, vor allem C und D). Schüßler-Salben helfen, das Gewebe zu festigen. Eine mehrmonatige Anwendung ist wichtig.

- *Bei Brusterschlaffung:* Morgens Nr. 1 Calcium-fluoratum-Salbe, abends Nr. 11 Silicea-Salbe gut in die Brüste einmassieren – geben Sie je 1 Tropfen Zypressen- und Grapefruitöl zur Salbe.

Unterstützend: Nr. 1 Calcium-fluoratum-D12-Tabletten und Nr. 11 Silicea-D12-Tabletten über mehrere Monate. Hochfrequenztherapie (Seite 86) mit Einschleusung der Salben; Sport oder Gymnastik (wie Schwimmen, Rudern, Dehnübungen); Tragen eines BHs. Ihre Nahrung sollte vorwiegend Fischgerichte, Muscheln, Naturjoghurt, Hüttenkäse, kalt gepresstes Olivenöl, Weizenkeimöl, Nüsse, Frischkornmüsli, selbst gepressten Zitronen-, Grapefruit- und Orangensaft enthalten. Sehr gut geeignet ist die Schröpfbehandlung, die Sie zu Hause anwenden können (spezielle Sets dazu: Bezugsquellen Seite 92). Schallwellentherapie (Seite 87) und Wasserpunktur (Seite 88) sind ebenfalls hilfreiche Maßnahmen.

Brustschwellung

Treten unangenehme Schwellungen der Brust auf, ist dies meist hormonell bedingt – etwa vor oder während der Menstruation. Schüßler-Salben wirken hier lindernd.

- *Bei vorübergehender Brustschwellung:* Nr. 10 Natrium-sulfuricum-Salbe als feuchtheiße Salbenkompresse (Seite 12). *Mit Schmerzgefühl:* Nr. 7 Magnesium-phosphoricum-Salbe – ebenso anwenden.

Unterstützend: Schafgarbentee, Frauenmanteltee; ansteigende Fußbäder (Seite 84). Umschläge mit Quark, etwa 1 Stunde aufgelegt, haben sich ebenfalls bewährt.

Menstruation, schmerzhafte

Hormonelle Störungen zu Beginn der Pubertät oder der Wechseljahre können zu schmerzhaften Regelblutungen führen. Schüßler-Salben und -Salze können Ihnen helfen.

- *Bei schmerzhafter Menstruation:* Nr. 7 Magnesium-phosphoricum-Salbe als Salbenkompresse (Seite 12) auf den Unterleib.

Unterstützend: Nr. 7 Magnesium phosphoricum D6 als »Heiße Sieben« (Seite 20). Schafgarbentee.

Schmerzende oder empfindliche Brustwarzen

Empfindliche Brustwarzen können nach einer Entzündung, hormonell bedingt oder ohne erkennbaren Grund auftreten. Oft sind sie von vorübergehender Art.

- *Bei empfindlichen, auch schmerzenden Brustwarzen:* Nr. 7 Magnesium-phosphoricum-Salbe.
- *Bei sich hart anfühlenden Brustwarzen:* Nr. 1 Calcium-fluoratum-Salbe.

- *Bei Empfindlichkeit, wenn die Haut generell sehr trocken ist:* Nr. 8 Natrium-chloratum-Salbe.

Unterstützend: Vegetarische Vollwertkost mit vielen Vitaminen und Spurenelementen. Feuchtheiße Kamillentee-Kompressen.

Vaginaljuckreiz

Juckreiz im Vaginalbereich ist unangenehm und tritt häufig als Begleitsymptom einer Pilzerkrankung auf. Er ist auch ein Frühsymptom bei Diabetes oder Zeichen eines altersbedingten Absinkens des Östrogenspiegels. Bitte suchen Sie in jedem Fall einen **Arzt** auf. Beachten Sie bei der Salbenanwendung: Die Salben nur im äußeren Schamlippenbereich auftragen.

- *Bei Vaginaljuckreiz:* Nr. 7 Magnesium-phosphoricum-Salbe.
- *Bei gleichzeitiger Trockenheit der Scheide:* Nr. 8 Natrium-chloratum-Salbe.
- *Vaginaljuckreiz im Alter:* Nr. 2 Calcium-phosphoricum-Salbe.

Unterstützend: Nehmen Sie zu der infrage kommenden Salbe auch das entsprechende Salz ein. Aufbau der Scheidenflora mit lebenden Keimen aus der Apotheke (Vaginalzäpfchen).

Gefässe und Kreislauf

Leichte Herzbeschwerden, vorübergehende Durchblutungsstörungen mit kalten Händen und Füßen (zum Beispiel durch niedrigen Blutdruck) lassen sich mit Schüßler-Salben gut behandeln. Empfehlenswert zur Unterstützung sind ansteigende Fußbäder (Seite 84).

Besenreiser-Venen, leichte Krampfadern, geschwollene Beine

Erschlafft und erweitert sich das Venengewebe, sind Besenreiser-Venen oder Krampfadern die Folge. Während Besenreiser mehr ein kosmetisches (aber auch psychisches) Problem darstellen, können heftige Krampfadern zur Venenentzündung führen. Venenschwäche führt meist im Sommer zu angeschwollenen Beinen (durch Versacken von Blutflüssigkeit).

- *Generell bei Venenerweiterung:* Nr. 1 Calcium-fluoratum-Salbe und Nr. 11 Silicea-Salbe zur Straffung und Festigung des Venengewebes. Folgende Mischung erzielt wirkungsvolle Ergebnisse: Zu den beiden obengenannten Salben rühren Sie in der Hand je 2 Tropfen Zypressen-, Grapefruit-, Wacholder- und Lavendelöl, damit reiben Sie Ihre Beine zweimal täglich sanft ein. Mit je 10 Tropfen Öl und den beiden Salben (je eine Tube) sowie der Lotiongrundlage können Sie sich eine Venen-Lotion sehr einfach selbst herstellen (Seite 14).
- *Krampfadern, Besenreiser, Venenschwäche mit geschwollenen Beinen:* Nr. 10 Natrium-sulfuricum-Salbe. *Zur Festigung des Venengewebes:* Nr. 1 Calcium-fluoratum-Salbe und Nr. 11 Silicea-Salbe; mischen Sie jeweils mehrere Salbenstränge. Dazu geben Sie einige Tropfen der unter »Venenerweiterung« angegebenen Öle oder Sie stellen sich eine Lotion her. Möglichst zweimal täglich auftragen.

Unterstützend: Nr. 1 Calcium-fluoratum-D12/D6/D3-Tabletten und Nr. 11 Silicea-D12/D6/D3-Tabletten. Extrakt aus Weinrebenblättern (Apotheke). Venengymnastik mittels einer Venenwippe (funktioniert wie einst die Nähmaschinentrittbretter – mittels eines kleinen Brettes und eines Rundholzes leicht selbst herzustellen; Bezugsquellen Seite 92). Ansteigende Fußbäder (Seite 84) – die Temperatur nur so weit erhöhen wie verträglich. Hilfreich ist auch Schachtelhalmtee.

G

Hämorrhoiden

Erweiterte Venen am Mastdarm und Darmausgang werden als Hämorrhoiden bezeichnet. Sie treten innerlich (im After) und äußerlich (um den After) auf. Eine angeborene Venenschwäche, einseitige Ernährung oder häufige Verstopfung mit Pressen beim Stuhlgang begünstigen die Erkrankung. Aus biochemischer Sicht fehlen die Salze Nr. 1 Calcium fluoratum und Nr. 11 Silicea im Körper – beide festigen das Venengewebe.

- *Bei erbsengroßen, oft schmerzhaften Hämorrhoidalknötchen:* Nach jedem Stuhlgang feucht reinigen und Nr. 1 Calcium-fluoratum-Salbe auftragen.
- *Generell bei Hämorrhoiden:* Mischen Sie die Salben Nr. 1 und Nr. 11 miteinander und tragen Sie nach jedem Stuhlgang (nach feuchter Reinigung) etwas Salbe am After auf.

Unterstützend: Bäder mit Eichenrinden-Absud (Apotheke). Hochfrequenztherapie (Seite 86). Für geregelten Stuhlgang sorgen (unterstützend helfen Flohsamen oder Lactulose-Pulver – beides aus der Apotheke). Hilfreich ist auch die Wasserpunktur (Seite 88) im Analbereich. Verzichten Sie weitgehend auf scharfe Gewürze wie Chili und Pfeffer sowie Bohnenkaffee.

Herzbeschwerden

Treten Herzbeschwerden mit leichter Beklemmung nach Stress oder Ärger auf, sind sie meist harmlos. Dennoch sollten Sie bei derartigen Beschwerden stets einen **Arzt** aufsuchen, um das Herz untersuchen zu lassen.

- *Bei leichten Herzbeschwerden, Krampfgefühl:* Nr. 7 Magnesium-phosphoricum-Salbe (bewährt hat sich die Salbenkompresse, Seite 12).
- *Bei leichtem Herzklopfen:* Nr. 3 Ferrum-phosphoricum-Salbe oder Nr. 5 Kalium-phosphoricum-Salbe.

Unterstützend: Bei nervösen Herzbeschwerden zusätzlich Nr. 7 Magnesium-phosphoricum-D6-Tabletten als »Heiße Sieben« (Seite 20); ansteigende Fußbäder (Seite 84). Autogenes Training, um die innere Ruhe zu finden. Wasserpunktur (Seite 88) zur Anregung der Durchblutung im Herzbereich.

Kalte Hände, kalte Füße

Niedriger Blutdruck führt häufig zu kalten Händen und Füßen und tritt meist bei Frauen und Mädchen auf. Zirkulationsstörungen können auch auf Arteriosklerose hindeuten. Ebenso können sie als Begleitsymptom anderer Erkrankungen auftreten (zum Beispiel hormonelle Störungen, häufige und starke Menstruation, Diabetes). Auch durch Stress, einem weiteren Auslöser, stellen sich die Gefäße womöglich vorübergehend eng.

- *Bei kalten Händen und Füßen:* Nr. 3 Ferrum-phosphoricum-Salbe und Nr. 4 Kalium-chloratum-Salbe. Mischen Sie einige Salbenstränge von beiden Salben und reiben Sie Hände und Füße kurmäßig (3 bis 6 Wochen) ein- bis zweimal täglich damit ein. Empfehlenswert ist die Herstellung einer Lotion (Seite 14) mit beiden Salben.

Unterstützend: Das beste Mittel, um den Kreislauf anzuregen und langfristig zu regulieren, sind ansteigende Fußbäder (Seite 84). Treiben Sie Sport oder steigen Sie regelmäßig in ein Kneipp-Becken. Kurz im Storchengang durchs kalte Wasser waten, pausieren und nochmals wiederholen. Ist Ihnen das Wasser im Becken zu kalt, dann ist morgendliches Taulaufen die sanfte Alternative.

Hals, Rachen, Nase und Ohren

Wenn Hals, Nase und Rachen zu Beschwerden neigen, handelt es sich meist um Entzündungen. Deshalb sollten Sie zusätzlich zu den Salben die entsprechenden Salze in Tablettenform anwenden und auch auf die unterstützenden Maßnahmen zurückgreifen.

Hals-, Mandel- und Rachenentzündung

Entzündungen im Halsbereich sind gut mit Schüßler-Salzen zu beeinflussen. Tragen Sie mehrmals täglich die Schüßler-Salben äußerlich auf. Am besten vom Kinn herunter brustwärts und auch den Kieferwinkel eincremen.

- *Bei beginnender Hals-, Mandel- und Rachenentzündung:* Nr. 3 Ferrum-phosphoricum-Salbe.
- *Bei deutlich ausgebrochener Entzündung:* Nr. 4 Kalium-chloratum-Salbe; alternativ: Nr. 9 Natrium-phosphoricum-Salbe.

Unterstützend: Nr. 3 Ferrum-phosphoricum-D12-Tabletten und Nr. 9 Natrium-phosphoricum-D6-Tabletten im Wechsel. Bewährt hat sich ein Essigwickel. Füllen Sie eine kleine Schüssel mit kaltem oder lauwarmem Wasser, dazu geben Sie 3 bis 4 Esslöffel Wein- oder Apfelessig. Tränken Sie ein Geschirrhandtuch darin und wickeln Sie es faltenlos um den Hals. Belassen Sie es $^1/_2$ Stunde auf der Haut; mehrmals täglich wiederholen. Bei immer wiederkehrenden Entzündungen hat sich die Einnahme von naturbelassenem Kokosfett (Seite 86) bewährt.

Lymphknoten, geschwollene

Nach heftigen Erkältungen bleiben die Lymphknoten im Hals- oder Achselbereich manchmal geschwollen. Schüßler-Salben können dazu beitragen, dass die Lymphknoten sich regenerieren und Vergrößerung und Verhärtung zurückgehen. Bei schmerzhaft geschwollenen und entzündeten Lymphknoten sollten Sie einen **Arzt** aufsuchen.

- *Bei geschwollenen Lymphknoten, die hart sind:* Nr. 1 Calcium-fluoratum-Salbe.
- *Bei entzündlich geschwollenen Lymphknoten:* Nr. 12 Calcium-sulfuricum-Salbe und Nr. 4 Kalium-chloratum-Salbe als Salbenmischung.
- *Schwellung der Lymphknoten im Bereich der Achseln:* Nr. 9 Natrium-phosphoricum-Salbe.
- *Wenn die Lymphknoten miteinander verbacken sind:* Nr. 11 Silicea-Salbe.

Unterstützend: Nehmen Sie zur Salbe die entsprechenden Tabletten ein. Vor allem wenn die Beschwerden hartnäckig sind: Nr. 10 Natrium-sulfuricum-D6-Tabletten fördern den Lymphfluss und sind hilfreich bei allen oben beschriebenen Beschwerden.

Ohrensausen, Ohrgeräusche

Ohrgeräusche haben verschiedene Ursachen. Dazu zählen Durchblutungsstörungen, Blockaden und Fehlstellungen der Halswirbelsäule, Schockerlebnisse oder hoher Blutdruck.

- *Bei Ohrensausen aufgrund von Arteriosklerose, Durchblutungsstörungen:* Nr. 1 Calcium-fluoratum-Salbe im Wechsel mit Nr. 7 Magnesium-phosphoricum-Salbe. Tragen Sie die Salben um das Ohr herum auf, besonders auf dem Warzenfortsatz (Knöchel hinter dem Ohrläppchen). Sehr gut ist auch Nr. 11 Silicea-Salbe.
- *Mit Blutandrang im Kopf, Druckgefühl:* Nr. 3 Ferrum-phosphoricum-Salbe.

Unterstützend: Hochfrequenztherapie (Seite 86) der Ohren; Wasserpunktur (Seite 88) hinter dem Ohr. Verbesserung der Fließeigenschaften des Blutes durch einen Aderlass. Manuelle Wirbelsäulentherapie. Ansteigende Fußbäder (Seite 84). Bei hartnäckigem Ohrensausen und Schwindel bietet eine Hochdosis-Lasertherapie noch Aussicht auf Erfolg (Adressen, Seite 91).

ADERLASS

Der Aderlass ist eine alte Heilmethode und hat sich nach der heiligen Hildegard von Bingen vor allem bei Störungen der »Säftezusammensetzung« als hilfreich erwiesen. Durch den Aderlass – am besten in den ersten 6 Tagen nach Vollmond – wird der Körper von Schlackenstoffen befreit, die Fließeigenschaften des Blutes verbessern sich und die Bluterneuerung wird angeregt. Ein hoher Blutdruck geht in der Regel runter – denn das entnommene Blut füllt der Organismus mit Wasser auf; dadurch wird es »dünner«. Nach einem Aderlass fühlt man sich wesentlich fitter. Aderlässe nehmen Ärzte und Heilpraktiker vor.

Ohrenschmerzen, Ohrenentzündung, Tubenkatarrh

Schmerzhafte Beschwerden der Ohren haben ihre Ursache meist in einer Entzündung. Das äußere oder innere Ohr (Ohrenentzündung, Mittelohrentzündung) oder die Ohrtrompete (Eustachische Röhre oder Tube, die Verbindung zwischen Mittelohr und Nasenrachen) kann betroffen sein. Gehen Sie bei Schmerzen rechtzeitig zu einem **Facharzt**. Mit Schüßler-Salben können Sie schulmedizinische oder naturheilkundliche Behandlungsverfahren gut unterstützen. Beachten Sie: Die Salbe nur auf Ohrmuschel und Ohrumgebung auftragen – nicht in den Gehörgang streichen!

- *Bei Ohrenschmerzen, meist durch Entzündung:* Nr. 3 Ferrum-phosphoricum-Salbe.
- *Bei entzündlich geschwollenem Gehörgang und bei immer wieder auftretenden Entzündungen:* Nr. 11 Silicea-Salbe.
- *Bei Tubenkatarrh:* Nr. 4 Kalium-chloratum-Salbe.

Unterstützend: Bei Schmerzen: Olivenöl-Pads. Dafür tränken Sie einen Wattebausch in warmem Olivenöl, in das Sie eine Prise Salz gegeben haben, und stopfen ihn sanft nicht zu tief in das Ohr.

Bei Entzündungen hilft auch ein Zwiebelsäckchen: Zwiebeln würfeln, andünsten und mit Gaze umhüllen. So warm wie verträglich anwenden und bis zum Erkalten vor das Ohr legen; auch mehrmals täglich.

Bei empfindlichen Ohren: Indianische Ohrkerzen (Apotheke, Naturkost- und Esoterikläden) wirken harmonisierend auf das Ohr (nach Packungsanleitung anwenden). Hochfrequenztherapie (Seite 86).

Schnupfen

Beim Schnupfen unterscheiden wir zwischen Fließ- (triefende Nase) und Stockschnupfen (verstopfte Nase). Danach richten sich die infrage kommenden Salze. Es hat sich in der Praxis bewährt, die Salben als Nasensalbe dünn mithilfe eines Wattestäbchens aufzutragen (obwohl diese Anwendung nicht auf dem Beipackzettel steht).

- *Schnupfen mit verstopfter Nase, weißlichem Sekret:* Nr. 4 Kalium-chloratum-Salbe.
- *Mit grünlich-gelbem Sekret:* Nr. 6 Kalium-sulfuricum-Salbe.
- *Fließschnupfen (ebenso bei trockener Nase):* Nr. 8 Natrium-chloratum-Salbe.

Haut, Haare und Nägel

Hauterkrankungen haben allergische, toxische, infektiöse oder nährstoffbedingte Ursachen. Trockene, ekzemartige und nässende Hautausschläge können aufgrund von Nahrungsmittelunverträglichkeiten oder Allergien entstehen. Ein Nährstoffmangel (zum Beispiel Zink oder Betacarotin), der Verzehr von übermäßig viel Süßigkeiten oder eine Empfindlichkeit gegen verschiedene Stoffe aus der Umwelt zählen zu den Auslösern. In der Schüßlerschen Biochemie wird von Regulations- und Verteilungsstörungen bestimmter Mineralsalze als Ursache ausgegangen. Die Auswahl der Salben richtet sich nach der Art der Symptome.

Achselschweiß, Fußschweiß

Eine übermäßige Schweißneigung kann konstitutionell oder nervlich sowie durch schlechte Belüftung der Füße bedingt sein (Tragen von Turnschuhen, Synthetiksocken).

- *Bei übermäßigem Schwitzen:* Nr. 11 Silicea-Salbe.

Unterstützend: Trinken Sie täglich 1 bis 3 Tassen Salbeitee. Innerlich nehmen Sie bei übermäßiger Schweißneigung Nr. 11 Silicea-D12-Tabletten ein; bei partieller Schweißneigung, zum Beispiel im Nacken, die Nr. 2 Calcium-phosphoricum-D6-Tabletten.
Hochfrequenztherapie (täglich; Seite 86); Autogenes Training bei psychisch bedingtem Schwitzen.

Deo-Creme mit Schüssler-Salbe

Stellen Sie sich eine Deo-Creme gegen übermäßiges Schwitzen (ob an Füßen oder Achseln) selbst her. Mischen Sie eine Salbentube (50 Gramm) in einem Mörser mit gebranntem Alumen-Pulver (5 Gramm Alaun aus der Apotheke). Bewahren Sie diese Mischung verschlossen in einem sauberen Gefäß im Kühlschrank auf. Morgens und abends tragen Sie die Mischung auf Fußsohlen oder unter den Achseln auf.

Akne

Akne, eine mit Knötchen- und Pustelbildung einhergehende Hauterkrankung, tritt vorwiegend in der Pubertät durch hormonelle Veränderungen bedingt auf. Nach der Pubertät leiden vorwiegend Frauen darunter – während der Periode kann sich die Entzündlichkeit der Haut verschlimmern. Ernährungsfehler, Einflüsse von Toxinen (zum Beispiel aus dem Darm) und Nahrungsmittelallergien sind ebenfalls Ursachen.

- *Bei entzündlichen Pusteln mit Rötung, Schwellung:* Nr. 3 Ferrum-phosphoricum-Salbe.
- *Akne bei vorwiegend fettiger Haut:* Nr. 9 Natrium-phosphoricum-Salbe.
- *Akne, vorwiegend an Stirn, Brust und Rücken:* Nr. 11 Silicea-Salbe.
- *Bei verhärteten Aknepusteln:* Nr. 1 Calcium-fluoratum-Salbe.
- *Bei aggressiver, heftiger Akne (auch Kupferfinnen/Rosacea):* Nr. 10 Natrium-sulfuricum-Salbe.

Unterstützend: Bewährt hat sich die Einnahme der Salze zur Salbe. Zu allen Salzen passen ergänzend die Nr. 24 Arsenum-jodatum-D6-Tabletten (abends 2 bis 4 Tabletten); zusätzlich ein- bis zweimal wöchentlich ein Gesichtsdampfbad (Seite 85) machen. Wöchentliche Packungen mit Peloid (Seite 86). Verzichten Sie möglichst auf Süßigkeiten, scharfe Gewürze, Alkohol und Schweinefleisch. Der folgende Tee unterstützt die Blutreinigung: 50 Gramm Erdrauchkraut, 30 Gramm Löwenzahnwurzel und -kraut und 20 Gramm Schafgarbenkraut (Apotheke). Zubereitung: 1 gehäufter Teelöffel auf 1 Tasse Wasser als Aufguss, 5 bis 10 Minuten ziehen lassen, 3 Tassen täglich. Bei heftigen Entzündungen (hartnäckige, häufig wiederkehrende Pickel) geben Sie zu der ausgewählten Salbe 1 bis 3 Tropfen Teebaumöl. Die Hochfrequenztherapie hat sich bei Akne sehr bewährt – ebenfalls eine Kur mit Bierhefe-Tabletten (Seite 85) sowie Wasserpunktur (Seite 88). Bei hartnäckiger Akne ist ein Aderlass (Seite 53) empfehlenswert.

Analekzeme

Kommt es zu Ekzemen im Bereich des Afters, kann dies durch reizende Seifen, Wundreiben mit Toilettenpapier, Hautpilze, extrem trockene Haut, scharfe Gewürze, chronische Verstopfung (mit festem Stuhl) oder bei genereller Hautempfindlichkeit entstehen. Wichtig ist: Reinigen Sie den Analbereich nach jedem Stuhlgang mit einer pH-neutralen milden Flüssigseife.

- *Bei Analekzemen:* Nr. 3 Ferrum-phosphoricum-Salbe, mehrmals täglich, vor allem nach dem Stuhlgang auftragen.

Unterstützend: Warme Sitzbäder mit Kernseife oder einem Eichenrindenzusatz (Apotheke). Meiden Sie scharfe Gewürze wie Pfeffer und Chili. Versuchen Sie durch ballaststoffreiche Nahrung oder durch Flohsamen (Apotheke) den Stuhlgang weich zu halten. Bei Verstopfung hilft Ihnen ein Klistier, um den Enddarm zu entleeren. Füllen Sie in eine Klistierspritze (Apotheke) lauwarmes Wasser und spritzen dieses in den After; einige Minuten im Darm behalten, dann den Darm entleeren. Gegebenenfalls mehrmals wiederholen.

Blaue Flecke

Ein Mangel an Salzen, die die Gefäße kräftigen, kann zu häufigen blauen Flecken führen. Ebenso können Vitamin C und D fehlen.

- *Bei blauen Flecken:* Nr. 11 Silicea-Salbe und Nr. 3 Ferrum-phosphoricum-Salbe. Am besten anzuwenden als Körperlotion (Seite 14).

Unterstützend: Nr. 11 Silicea-D12/D6-Tabletten. Vitamin C und D aus Apotheke/Reformhaus – nach Packungsanleitung einnehmen. Außerdem festigt Schachtelhalmsaft das Gewebe (Frischpflanzensäfte aus Apotheke/Reformhaus – nach Packungsanleitung einnehmen). Wasserpunktur (Seite 88) und Schallwellentherapie (Seite 87).

Füße, brennende

Brennende Füße sind ein Symptom, das nicht immer einer bestimmten Ursache zuzuordnen ist. Auslöser können empfindliche Haut, nervliche Irritationen oder aber Erkrankungen wie die Zuckerkrankheit sein.

- *Bei brennenden Füßen:* Nr. 7 Magnesium-phosphoricum-Salbe – möglichst mehrmals täglich in die Fußsohlen einreiben. Das verschafft Linderung.

Unterstützend: Ansteigende Fußbäder (Seite 84), auch mit Johanniskrautöl. Wasserpunktur (Seite 88).

Gürtelrose und Lippenherpes

Herpesbläschen (Lippenherpes, Gürtelrose) sind Symptom einer Viruserkrankung – der Bläscheninhalt ist infektiös. Bei leichtem Herpesausschlag an der Ober- oder Unterlippe genügt die Behandlung mit Schüßler-Salben. Bei heftigeren Beschwerden oder Gürtelrose (Herpes zoster) sollten Sie einen **Arzt** aufsuchen.

- *Bei Herpesbläschen, Gürtelrose, wenn die Bläschen mit gelblicher Flüssigkeit gefüllt sind:* Nr. 10 Natrium-sulfuricum-Salbe.
- *Mit klarer Flüssigkeit:* Nr. 8 Natrium-chloratum-Salbe.

- *Mit übel riechendem Sekret:* Nr. 5 Kalium-phosphoricum-Salbe.

Um den Heilerfolg zu beschleunigen, mischen Sie 1 Tropfen Teebaumöl in die Salbe – vorsichtig auftragen (nicht bei empfindlicher Haut).
Unterstützend: Abtupfen mit Salbei- oder Melissentee. Einnahme von naturbelassenem Kokosfett – das besitzt eine natürliche Wirkung gegen Viren (Seite 86).

Haarausfall, kreisrund

Kreisrunder Haarausfall kann genetisch bedingt auftreten – oft ist aber keine Ursache erkennbar. Dr. Schüßler hat Ernährungsstörungen der Haarwurzel als Ursache beschrieben. Meist tritt diffuser und kreisrunder Haarausfall nach Einnahme von starken Medikamenten (zum Beispiel Narkotika) oder nach Impfungen auf.

- *Bei kreisrundem Haarausfall:* Nr. 5 Kalium-phosphoricum-Salbe.

Unterstützend: Nr. 11 Silicea-D12-Tabletten (auch bei diffusem Haarausfall); Kopfhautmassage; Hochfrequenztherapie (Seite 86), Wasserpunktur (Seite 88) und Schallwellentherapie (Seite 87). Zur Ausleitung ist folgender Tee geeignet: 50 Gramm Erdrauchkraut, 30 Gramm Löwenzahnwurzel und -kraut sowie 20 Gramm Schafgarbenkraut (Apotheke). Zubereitung: 1 gehäufter Teelöffel auf 1 Tasse Wasser als Aufguss, 5 bis 10 Minuten ziehen lassen, 3 Tassen täglich.

Haut, fettige

Ist die Haut generell fettig, liegt eine Störung der Talgdrüsentätigkeit und des Fettstoffwechsels vor.

- *Bei fettiger Haut:* Nr. 9 Natrium-phosphoricum-Salbe oder Nr. 10 Natrium-sulfuricum-Salbe – vorwiegend nachts auftragen, um die Fettproduktion zu schonen.

Unterstützend: Gesichtsdampfbäder (Seite 85). Vollwertige Nahrung; wenig Süßigkeiten und Schweinefleisch essen. Trinken Sie zusätzlich für 4 Wochen einen Blutreinigungstee aus: 50 Gramm Erdrauchkraut, 30 Gramm Löwenzahnwurzel und -kraut und 20 Gramm Schafgarbenkraut (Apotheke). Zubereitung: 1 gehäufter Teelöffel auf 1 Tasse Wasser als Aufguss, 5 bis 10 Minuten ziehen lassen, 3 Tassen täglich. Peloid-Packung auf der Haut (Seite 86), einmal wöchentlich.

Haut, raue

Ist die Haut rau, kann ein Mangel an Nährstoffen die Ursache sein (Silicea, Fettsäuren, Vitamin B_3).

- *Bei rauer Haut:* Nr. 11 Silicea-Salbe.

Unterstützend: Nr. 11 Silicea-D12-Tabletten. Nehmen Sie naturbelassenes Kokosfett ein (auch als Brotaufstrich geeignet; Seite 86). Über Nacht zusätzlich naturbelassenes Kokosfett dünn auftragen. Hervorragend ist die Wasserpunktur (Seite 88) zur Anregung des Hautstoffwechsels.

Haut, trockene

Aus biochemischer Sicht liegt bei trockener Haut eine Störung des Feuchtigkeitshaushalts vor. Schüßler-Salben wirken regulierend auf die Durchfeuchtung der Haut.

- *Bei trockener Haut:* Nr. 8 Natrium-chloratum-Salbe; alternativ: Nr. 11 Silicea-Salbe.
- *Bei trockener Haut im Alter:* Nr. 2 Calcium-phosphoricum-Salbe.

Unterstützend: Ist die Haut schrundig und trocken, kann dies auf einen Mangel an essenziellen Fettsäuren oder Niacin (Vitamin B_3) hindeuten. Empfehlenswert sind Omega-3-Fettsäuren und/oder ein Vitamin-B-Komplex. Peloid-Packung auf der Haut (Seite 86) und/oder einmal wöchentlich Wasserpunktur (Seite 88).

Hautausschläge, nässende

Wie trockene Hautausschläge, so haben auch nässende Ausschläge verschiedene Ursachen. Dazu zählen Allergien, Unverträglichkeit von Nahrungsmitteln, Reaktionen auf Substanzen in der Umwelt, Entzündungen durch Viren, Bakterien oder Hautpilze. Nicht immer ist eine Ursache erkennbar. Bei hartnäckigen Entzündungen mischen Sie die für Sie passende Salbe mit einigen Tropfen Teebaumöl.

- *Bei nässenden Hautausschlägen generell:* Nr. 10 Natrium-sulfuricum-Salbe.
- *Mit gelblich-schmierigem Belag:* Nr. 6 Kalium-sulfuricum-Salbe.

Unterstützend: Machen Sie eine Kur mit Löwenzahnsaft (aus Apotheke, Reformhaus – nach Packungsanleitung einnehmen – oder bereiten Sie sich im Mixer selbst einen frischen Löwenzahnsaft zu: 5 bis 10 Löwenzahnblättchen auf $^1/_2$ Liter Wasser geben, gut mixen. Trinken Sie 2 bis 4 Gläser auf den Tag verteilt). Vollwertkost, Süßigkeiten und scharfe Gewürze meiden. Lassen Sie sich auf Nahrungsmittelallergien testen. Regen Sie die Entgiftung des Körpers mit einer Mischung aus Schafgarben-, Löwenzahn- und Mariendisteltee an.

Schüssler-Puder bei nässenden Hautausschlägen

Anstatt der Salbe ist ein Puder bei nässenden Ausschlägen oft besser geeignet: Sie können ihn leicht selbst herstellen. Pulverisieren Sie in einem einwandfrei sauberen Mörser die für Sie infrage kommenden Schüßler-Salz-Tabletten (10 bis 15 Tabletten je Salz), füllen Sie den Puder in einen sauberen Salzstreuer und bepudern Sie damit mehrmals täglich die erkrankte Haut. Sie können sich den Puder auch in der Apotheke herstellen lassen. Manche Apotheken halten spezielle Pudergefäße vorrätig, diese sind noch besser geeignet als ein Salzstreuer. Mein Tipp: In jedem Fall den Puder trocken aufbewahren.

Hautausschläge, trockene

Die Ursachen für Hautausschläge sind vielfältig – oft stecken Allergien oder Unverträglichkeiten von bestimmten Stoffen als Auslöser dahinter. Die Behandlung trockener Hautausschläge richtet sich nach dem Aussehen der Haut – wählen Sie danach die für Sie passende Schüßler-Salbe aus.

- *Hautausschläge mit weißlichen Schuppen:* Nr. 8 Natrium-chloratum-Salbe.
- *Mit einem mehlartigen Belag:* Nr. 4 Kalium-chloratum-Salbe.
- *Bei vorwiegend trockener Haut:* Nr. 8 Natrium-chloratum-Salbe.
- *Trockenes Ekzem am Haaransatz:* Nr. 8 Natrium-chloratum-Salbe.
- *Nach Impfungen auftretend:* Nr. 4 Kalium-chloratum-Salbe.
- *Mit rissiger Haut:* Nr. 1 Calcium-fluoratum-Salbe.
- *Mit weißlich-gelben Krusten:* Nr. 2 Calcium-phosphoricum-Salbe.
- *Bei Lichtdermatosen (Veränderung der Haut aufgrund von UV-Einwirkung):* Nr. 8 Natrium-chloratum-Salbe.
- *Mit Schwielen der Haut (Lichtschwielen):* Nr. 1 Calcium-fluoratum-Salbe.
- *Mit Pigmentflecken:* Nr. 6 Kalium-sulfuricum-Salbe.

Unterstützend: Nehmen Sie zusätzlich die entsprechenden Schüßler-Salz-Tabletten ein, die zu Ihrem Hautproblem passen. Lassen Sie sich auf Nahrungsmittelallergene testen. Fragen Sie bei Ihrem Heilpraktiker nach dem Cytolisa-Verfahren, das liefert eindeutige Ergebnisse. Verzichten Sie auf Süßwaren; ausreichend trinken (2 Liter Wasser pro Tag, sofern keine Herz- oder Nierenerkrankung dagegenspricht). Regelmäßige Saunagänge; Petersilien-Frischpflanzensaft (aus Apotheke, Reformhaus – nach Packungsanleitung einnehmen); bei Juckreiz: Teil- oder Vollbäder mit Natronpulver (nach Packungsanleitung).

Hautausschlag mit Bläschen; Hautblasen

Verschiedene Hauterkrankungen gehen mit der Bildung von Bläschen einher. Es kann sich um allergische oder infektiöse Ausschläge (beispielsweise beim Herpesausschlag) handeln. Größere Hautblasen entstehen durch Reibung (zum Beispiel an den Füßen nach einer Wanderung) oder durch Verbrennung. Die Behandlung mit Schüßler-Salben richtet sich nach Aussehen und Inhalt der Bläschen. Salbe jeweils um die Blasen herum auftragen.

- *Bei Hautbläschen, Hautblasen, die mit gelblicher Flüssigkeit gefüllt sind:* Nr. 10 Natrium-sulfuricum-Salbe.
- *Mit klarer Flüssigkeit:* Nr. 8 Natrium-chloratum-Salbe;
- *Mit übel riechendem Sekret:* Nr. 5 Kalium-phosphoricum-Salbe.
- *Bei Brandblasen auch:* Nr. 4 Kalium-chloratum-Salbe.

Hauterkrankungen, chronisch-hartnäckige

Beschwerden der Haut können manchmal sehr hartnäckig sein, vor allem wenn mögliche Ursachen nicht identifiziert werden.

- *Bei hartnäckigen Hauterkrankungen:* Nr. 6 Kalium-sulfuricum-Salbe; alternativ Nr. 11 Silicea-Salbe.

Unterstützend: Abklärung der Ursachen wie Allergien, Darmpilze, Nahrungsmittelunverträglichkeiten, seelische Konflikte. Anregung der Entgiftungsorgane wie Darm, Leber, Nieren – am besten mit der Teemischung unter »Haut, fettige«, Seite 59, Peloid-Packungen (Seite 86) für die Haut, einmal wöchentlich. Bei chronischen Hauterkrankungen Nr. 11 Silicea-D12-Tabletten oder Bierhefe-Tabletten für 4 bis 6 Wochen einnehmen (Seite 85). Hilfreich sind außerdem: Schallwellentherapie (Seite 87) und Wasserpunktur (Seite 88). Vermeiden Sie möglichst Süßigkeiten, scharfe Gewürze wie Chili und Pfeffer und streichen Sie Schweinefleisch von Ihrem Speiseplan.

Hautpilze

Pilze der Haut sind häufig hartnäckig und deshalb oft schwer in den Griff zu bekommen. Die schulmedizinische Behandlung mit Antimykotika ist nicht immer unbedenklich – sie kann die Leber belasten. Am erfolgreichsten sind mehrere Maßnahmen gleichzeitig.

- *Bei weißschuppigen Hautpilzen:* Nr. 8 Natrium-chloratum-Salbe.
- *Bei Pilzen, die die Hautstruktur hart werden lassen:* Nr. 1 Calcium-fluoratum-Salbe.
- *Bei Hautpilzen generell:* Nr. 10 Natrium-sulfuricum-Salbe.

Unterstützend: Hochfrequenztherapie. Ätherische Öle: Geben Sie der Schüßler-Salbe 1 Tropfen Teebaumöl zu, mehrmals täglich auftragen. Auch äußerliche Anwendung von Propolis-Tinktur (Apotheke) und die innerliche und äußerliche Anwendung mit naturbelassenem Kokosfett (Seite 86) hat sich bewährt.

Hautreizungen, Hautentzündungen

Entzündliche Rötungen der Haut können nach Reizungen (zum Beispiel durch Reibung, aggressive Stoffe), Verletzungen (Schürfung), bei empfindlicher und trockener Haut oder durch Pilze und Bakterien entstehen.

- *Bei Hautreizungen:* Nr. 3 Ferrum-phosphoricum-Salbe.
- *Bei hartnäckigen Entzündungen:* Mischen Sie einige Tropfen Teebaumöl mit Nr. 3 Ferrum-phosphoricum-Salbe; mehrmals täglich auftragen.

Unterstützend: Abdecken der Wundfläche mit einem Pflaster. Hochfrequenztherapie (Seite 86).

Juckreiz

Juckreiz tritt nach Insektenstichen, generell bei Hauterkrankungen (vorwiegend in der Heilungsphase) und nach Verletzungen auf und ist keine Erkrankung, sondern ein Begleitsymptom.

- *Bei Juckreiz:* Nr. 7 Magnesium-phosphoricum-Salbe.
- *Bei trockener Haut:* Nr. 8 Natrium-chloratum-Salbe.
- *Bei trockener Haut im Alter:* Nr. 2 Calcium-phosphoricum-Salbe.

Unterstützend: Bei hartnäckigem Juckreiz lauwarme bis warme Voll- oder Teilbäder mit Natronpulver (aus der Apotheke; nach Packungsanleitung anwenden). Auch die sanfte Wasserpunktur (Seite 88) ist geeignet.

Hornhaut

Übermäßige Hornhautbildung hängt nach Dr. Schüßler mit einer vermehrten Bildung von Hornstoff aufgrund eines gestörten Kalziumfluorid-Haushalts zusammen.

- *Bei übermäßiger Hornhautbildung:* Nr. 1 Calcium-fluoratum-Salbe (auch Salben-Umschläge, Seite 12).

Hühneraugen

Hühneraugen können sehr schmerzhaft sein, vor allem, wenn der Dorn beim Gehen auf das Nervengewebe drückt.

- *Bei Hühneraugen mit weißer Kruste:* Nr. 4 Kalium-chloratum-Salbe.
- *Mit gelblicher Kruste:* Nr. 10 Natrium-sulfuricum-Salbe.
- *Mit harter Kruste:* Nr. 1 Calcium-fluoratum-Salbe.

Unterstützend: Warme Fußbäder mit Kernseife, am besten dreimal wöchentlich. Propolis-Tinktur (Apotheke); Hochfrequenztherapie (Seite 86).

Insektenstiche

Bei harmlosen Insektenstichen (Bremsen, Stechmücken) genügt es, eine Schüßler-Salbe aufzutragen. Ich empfehle, zusätzlich Schüßler-Salze anzuwenden.

- *Bei Insektenstichen:* Nr. 8 Natrium-chloratum-Salbe oder Nr. 10 Natrium-sulfuricum-Salbe; gegebenenfalls mehrmals im Abstand von 1 Stunde auftragen. Sollte keine Salbe zur Hand sein, können Sie sich aus den Tabletten einen Breiumschlag machen (Seite 16).

Unterstützend: Nr. 8 Natrium-chloratum-D6-Tabletten oder Nr. 10 Natrium-sulfuricum-D6-Tabletten; falls Sie weder Tabletten noch Salbe zur Hand haben, helfen Ihnen einige zerdrückte Spitzwegerichblätter, mit denen Sie die Stichstelle leicht einreiben.

ANTI-MÜCKENSTICH-SALBE

Mit der Schüßler-Salbe Nr. 10 Natrium sulfuricum, einer Lotion-Grundlage und einem ätherischen Öl können Sie sich problemlos ein Mücken-Repellent (Abwehr gegen Mücken und andere Plagegeister) herstellen. Nehmen Sie $^{1}/_{2}$ Tube Nr. 10 Natrium-sulfuricum-Salbe und mischen Sie diese in einem sauberen Mörser mit $^{2}/_{3}$ Lotion-Grundlage (aus der Apotheke); geben Sie 10 Tropfen Teebaumöl dazu. Alles gut durchmischen und kühl in einem kleinen Lotiongefäß gut verschlossen aufbewahren. Bei Bedarf reiben Sie sich zum Schutz vor Mücken damit ein.

Lippen, rissige und trockene

Rissige, trockene und entzündete Lippen treten häufig in der kalten Jahreszeit auf, wenn trockene Heizungsluft die Lippen reizt. Die Haut der Lippen ist sehr dünn und sie enthält keine Fett- und Talgdrüsen, die sie mit Feuchtigkeit versorgen. Ein Eisenmangel verstärkt die Empfindlichkeit der Lippen. Beachten Sie: Tragen Sie anfangs die Salben mehrmals am Tag auf, zum Beispiel viertel- bis halbstündlich als Stoßtherapie. Tritt eine Besserung ein, die Salbe immer seltener auftragen.

- *Bei trockenen Lippen:* Nr. 8 Natrium-chloratum-Salbe.
- *Bei rissigen, entzündeten Lippen:* Nr. 3 Ferrum-phosphoricum-Salbe.

Unterstützend: Streichen Sie mehrmals täglich Honig auf die Lippen.

Milchschorf

Milchschorf ist eine Überempfindlichkeitsreaktion des Körpers und äußert sich als Hautausschlag, vorwiegend im Gesicht. Auslöser ist meist Kuhmilch.

- *Bei Milchschorf:* Nr. 9 Natrium-phosphoricum-Salbe; alternativ: Nr. 3 Ferrum-phosphoricum-Salbe.

Unterstützend: Nr. 22 Calcium-carbonicum-D6/D12-Tabletten. Milchprodukte meiden, gegebenenfalls auf Schaf-, Ziegen- oder Stutenmilch umsteigen. Hochfrequenzbestrahlung der betroffenen Hautstellen (Seite 86).

Nagelbettentzündung

Bei heftiger Entzündung am Nagelbett (Finger- und Zehennägel) suchen Sie bitte einen **Arzt** auf, denn es kann zur Blutvergiftung kommen. Bei harmlosen, also leichteren Entzündungen mit Rötung unterstützen Schüßler-Salben die Heilung.

- *Bei Nagelbettentzündung:* Nr. 3 Ferrum-phosphoricum-Salbe als Mischung mit Nr. 11 Silicea-Salbe.

Unterstützend: Heiße Tauchbäder (so heiß wie verträglich) mit Kernseifenlösung; auch Eichenrinden-Absud-Bäder sind geeignet. Bewährt haben sich Umschläge mit Schwedentinktur (Apotheke); innerlich: Nr. 3 Ferrum-phosphoricum-D12-Tabletten. Bei immer wiederkehrenden Entzündungen hilft eine Kur mit den Salzen Nr. 3 Ferrum phosphoricum D12, Nr. 6 Kalium sulfuricum D6 und Nr. 7 Magnesium phosphoricum D6 (alternativ Nr. 11 Silicea D12). Jedes Salz 14 Tage lang einnehmen, 3 bis 6 Tabletten auf den Tag verteilt.

Nagelpilze

Pilzerkrankungen der Nägel gehen mit Aufwölbungen, Verdickungen und Wachstumsstörungen einher. Sie sind oft sehr hartnäckig und trotzen vielen Behandlungen. Mit den Schüßler-Salben haben Sie eine wirkungsvolle Alternative zu den üblichen medikamentösen Therapien.

➤ *Bei Nagelpilzen:* Nr. 1 Calcium-fluoratum-Salbe als Salbenpflaster (Seite 12) – für einige Wochen anwenden. Geben Sie vorher 1 Tropfen Teebaumöl auf den Nagel, dann das Salbenpflaster aufkleben.

Unterstützend: Hochfrequenztherapie (Seite 86); tägliches Abbürsten der Finger/Zehen unter fließend kaltem Wasser.

Narben, verhärtete

Verhärtete Narben sehen unschön aus und können aus naturheilkundlicher Sicht Energiekreisläufe beeinträchtigen.

➤ *Bei verhärteten Narben:* Nr. 1 Calcium-fluoratum-Salbe und Nr. 11 Silicea-Salbe.

Unterstützend: Bei sehr verdickten, wulstigen Narben lohnt sich ein Versuch mit diesem Rezept: Mischen Sie je 1 bis 2 Tropfen der folgenden Öle in 2 bis 3 Stränge der oben erwähnten Salben: Flachs- und Strohblumenöl (Apotheke). Anwendung: 4 bis 8 Wochen. Zusätzlich: Wasserpunktur (Seite 88) und Schallwellentherapie (Seite 87).

Nesselsucht

Die Nesselsucht (Urtikaria) ist eine quaddelartige Hauterkrankung, die oft in Zusammenhang mit Darmpilzen auftritt. Sie kann Ausdruck einer allergischen Reaktion sein, zum Beispiel auf Arzneimittel oder Nahrungsmittel.

➤ *Bei Nesselsucht:* Nr. 5 Kalium-phosphoricum-Salbe.

Unterstützend: Nr. 5 Kalium-phosphoricum-D6-Tabletten. Untersuchung des Stuhls auf Darmpilze und gegebenenfalls Einleitung einer Darmsanierung.

Neurodermitis

Es handelt sich um eine allergische Hauterkrankung mit entzündlichen, trockenen und nässenden Ausschlägen. Ursache sind Nahrungsmittelallergien, Umweltstoffe oder seelische Konflikterlebnisse (Trennungskonflikt von der Mutter beispielsweise). Schüßler-Salben allein sind nicht immer ausreichend für eine erfolgreiche Behandlung.

- *Neurodermitis mit entzündlichen Hautveränderungen:* Nr. 3 Ferrum-phosphoricum-Salbe.
- *Bei trockener Haut:* Nr. 8 Natrium-chloratum-Salbe.
- *Bei chronischen Beschwerden:* Nr. 6 Kalium-sulfuricum-Salbe.
- *Bei Juckreiz:* Nr. 7 Magnesium-phosphoricum-Salbe.

Unterstützend: Untersuchung des Stuhls auf Pilze; Untersuchung auf Nahrungsmittelallergene (IgE-Cytolisa-Verfahren bei einem **Arzt** oder **Heilpraktiker**). Bewährt hat sich die Neurodermitis-Kur (4 bis 6 Wochen): morgens Nr. 2 Calcium-phosphoricum-D12-Tabletten; mittags Nr. 8 Natrium-chloratum-D6-Tabletten; bei akuten Entzündungen: Nr. 3 Ferrum-phosphoricum-D12-Tabletten. 3 Monate Kuhmilch-Karenz, 6 Monate Aufbau der Darmflora mit lebenden Darmbakterien (Apotheke). Naturbelassenes Kokosfett (Seite 86) äußerlich und innerlich (nach Packungsanleitung).

Neurodermitis-Salbenmischung

Folgende Mischung hat sich in der Praxis bei Neurodermitis bewährt: Mischen Sie zu gleichen Teilen in einem Mörser oder mit einem sauberen Rührgerät (am besten kurz vor dem Auftragen): Nr. 3 Ferrum-phosphoricum-Salbe, Nr. 11 Silicea-Salbe und naturbelassenes Kokosfett (Seite 86) – eventuell leicht angewärmt. Dazu geben Sie einige Tropfen Lavendelöl. Mit dieser Mischung reiben Sie über Nacht die erkrankte Haut ein. Die Salbe ist zwar etwas grieselig, lässt sich aber sehr gut in die Haut einmassieren.

Schuppenflechte

Bei der Schuppenflechte kommen verschiedene Salben zur Anwendung. Sie sollten zusätzlich die entsprechenden Schüßler-Salz-Tabletten einnehmen.

- *Bei Schuppenflechte:* Nr. 1 Calcium-fluoratum-Salbe.
- *Schuppenflechte mit Juckreiz:* Nr. 7 Magnesium-phosphoricum-Salbe.
- *Bei hartnäckiger Schuppenflechte:* Nr. 11 Silicea-Salbe.

Unterstützend: Bewährt hat sich das Schuppenflechte-Schema: morgens Nr. 7 Magnesium-phosphoricum-D6-Tabletten; mittags Nr. 2 Calcium-phosphoricum-D6-Tabletten; abends Nr. 6 Kalium-sulfuricum-D6-Tabletten. Von jedem Salz nehmen Sie 2 bis 4 Tabletten täglich. Weitere Möglichkeiten: Hochfrequenztherapie (Seite 86). Omega-3-Fettsäuren, die Eicosapentaensäure enthalten (Apotheke). Hilfreich sind außerdem Voll- und Teilbäder mit einem Badesalz, das aus dem Toten Meer stammt (Apotheke, Drogerie, Reformhaus).

Sommersprossen

Bei Sommersprossen handelt es sich um kleine bräunliche Flecke, die vor allem bei Menschen mit zarter, heller Haut auftreten. Verursacht werden sie durch Pigmentablagerungen – bestimmte Hautzellen produzieren zu viel Melanin.

- *Bei Sommersprossen:* Nr. 6 Kalium-sulfuricum-Salbe.

Unterstützend: Täglich einmal die Haut, am besten vor dem Schlafengehen, mit Rizinusöl einreiben.

Verbrennungen ersten Grades

Nur Verbrennungen ersten Grades können mit Schüßler-Salben behandelt werden. Dazu zählen Sonnenbrand, Verbrennungen und Verbrühungen mit Rötung, Schwellung und Schmerz der Oberhaut. Sie verheilen narbenlos. Wichtige Erstmaßnahme: Die verbrannte Hautstelle mit kaltem Wasser kühlen (bis zu 15 Minuten).

- *Bei Verbrennungen ersten Grades:* Nr. 3 Ferrum-phosphoricum-Salbe (gleich dick auftragen, mehrmals am Tag wiederholen).

Unterstützend: Nr. 3 Ferrum-phosphoricum-D12-Tabletten.

Verletzungen, Wunden

Leichtere Wunden und Verletzungen lassen sich erfolgreich mit Schüßler-Salben behandeln. Bitte achten Sie darauf, die Wunde sorgsam zu reinigen (mit einer desinfizierenden Lösung). Bei Brandwunden, tiefen Schnittwunden und anderen Verletzungen sollten Sie einen **Arzt** aufsuchen, der die Wunde fachgerecht reinigt und medizinisch versorgt.

- *Bei Prellungen, Quetschungen, Schürf- und Schnittwunden:* Nr. 3 Ferrum-phosphoricum-Salbe.
- *Wenn der Heilprozess stagniert oder die Verschorfung zögerlich verläuft:* Nr. 4 Kalium-chloratum-Salbe.
- *Bei hartnäckigen, chronischen und schlecht heilenden Wunden und Verletzungen:* Nr. 6 Kalium-sulfuricum-Salbe.

Warzen

Die Behandlung von Warzen richtet sich nach deren Struktur und Aussehen. Verschiedene Salben kommen in Betracht. Bewährt hat sich ein Salbenpflaster (Seite 12).

- *Warzen, hart und fest:* Nr. 1 Calcium-fluoratum-Salbe.
- *Weiche Warzen an Händen und Füßen:* Nr. 4 Kalium-chloratum-Salbe oder Nr. 10 Natrium-sulfuricum-Salbe.

Unterstützend: Bei hartnäckigen Warzen tragen Sie eine Propolis-Tinktur (Apotheke) im Wechsel mit der entsprechenden Salbe auf. Innerlich nehmen Sie die Schüßler-Salz-Tabletten ein, die zu Ihrem Problem passen. Hartnäckige Warzen reagieren hervorragend auf die Hochfrequenztherapie (Seite 86) – dabei wird das Warzengewebe zerstört.

Verdauungstrakt

Viele Verdauungsbeschwerden lassen sich durch eine äußerliche Behandlung effektiv beeinflussen. Es hilft, einen Salbenumschlag aufzulegen (Seite 12).

Bauchkrämpfe

Schmerzhafte Bauchkrämpfe haben verschiedene Ursachen. In jedem Fall sollten Sie einen **Arzt/Heilpraktiker** aufsuchen, um diese abzuklären. Sie machen nichts verkehrt, wenn Sie bis dahin Schüßler-Salben anwenden.

- *Bei Krämpfen im Bauch:* Nr. 7 Magnesium-phosphoricum-Salbe.
- *Nach dem Essen verdorbener Nahrungsmittel:* Nr. 3 Ferrum-phosphoricum-Salbe. Bewährt hat sich ein Salbenumschlag (Seite 12).

Unterstützend: Nr. 7 Magnesium-phosphoricum-D6-Tabletten als »Heiße Sieben« (Seite 20).

Leberfunktionsstörungen

Arbeitet die Leber nicht korrekt oder ist ihre Leistungsfähigkeit eingeschränkt, merken wir das selten an unserem Befinden. Allenthalben treten Allgemeinsymptome wie Müdigkeit, Erschöpfung oder Durchschlafstörungen auf. Wenn die Blutwerte der Leber erhöht sind, ist es höchste Zeit, um für die Leber etwas zu tun. Ursachen für Störungen sind Belastungen durch Toxine (zum Beispiel aus dem Darm), Alkohol oder übermäßiger Verzehr von Süßwaren wie Kuchen und Schokolade.

- *Bei erhöhten Leberwerten, Leberfunktionsstörungen:* Nr. 6 Kalium-sulfuricum-Salbe als Leberkompresse (Seite 12 Salbenkompresse) vor dem Einschlafen – unter dem rechten Rippenbogen.

Unterstützend: Nr. 6 Kalium-sulfuricum-D6-Tabletten. Trinken Sie täglich 2 Tassen der folgenden Teemischung: Zu gleichen Teilen Mariendistelfrüchte und Benediktenkraut (1 Esslöffel auf 1 große Tasse Wasser, 10 Minuten ziehen lassen). Was Ihnen noch hilft: bittere Salate (Radicchio, Endivien, Chicorée) und Pflanzensäfte wie Schwarzrettich, Löwenzahn oder Artischocke (aus Apotheke, Reformhaus – nach Packungsanleitung einnehmen). Außerdem: Wasserpunktur (Seite 88) unter dem rechten Rippenbogen.

Verdauungsstörungen generell

Zu Verdauungsstörungen zählen Verstopfung, Durchfall, Blähungen und Winde. Neben Ernährungsfehlern (einseitige Kost, hastiges Essen) können eine desolate Darmflora oder auch Darmpilze die Ursache für derartige Beschwerden sein.

- *Blähungen nach üppigen, fettreichen Mahlzeiten:* Nr. 9 Natrium-phosphoricum-Salbe.
- *Schmerzhafte Blähungen:* Nr. 7 Magnesium-phosphoricum-Salbe.
- *Winde mit Schmerzen, Windstauung im Darm:* Nr. 10 Natrium-sulfuricum-Salbe.
- *Bei übelriechenden Winden:* Nr. 5 Kalium-phosphoricum-Salbe – mehrmals täglich im Uhrzeigersinn in den Bauch einmassieren.
- *Durchfall aufgrund von Essfehlern, verdorbenen Nahrungsmitteln:* Beruhigen Sie den Darm durch eine sanfte Salbenmassage mit Nr. 3 Ferrum-phosphoricum-Salbe (Salbe in der Hand etwas anwärmen).
- *Verstopfung:* Nr. 10 Natrium-sulfuricum-Salbe – mehrmals täglich im Uhrzeigersinn in den Bauch einmassieren. Zuvor eine Bürstenmassage durchzuführen fördert die Wirkung.

Unterstützend: Nehmen Sie zu den jeweils angegebenen Salben auch die entsprechenden Tabletten ein. Das ist bei Bauchbeschwerden besonders wichtig. Trinken Sie Kamillen- oder Schafgarbentee, möglichst ungesüßt. Bei immer wiederkehrenden Beschwerden ist eine Stuhluntersuchung in einem Fachlabor empfehlenswert – durch **Arzt/Heilpraktiker** veranlasst. Bei Verstopfung ist die Hochfrequenztherapie (Seite 86) kombiniert mit Schröpfkopfmassage (Seite 87) hervorragend, um den Darm wieder in Gang zu bringen. Weitere Möglichkeiten: Schwedentinktur aus der Apotheke (täglich dreimal 1 Teelöffel in Wasser verdünnt) und täglich morgens Frischkornmüsli. Auch die Wasserpunktur (Seite 88) des Bauchs im Uhrzeigersinn ist hilfreich.

Schüssler-Salben für die Schönheit

Schüßler-Salben helfen Ihnen nicht nur bei verschiedenen Beschwerden, sondern sie sind auch fantastische Schönheitsmittel. Erhalten Sie mit den Schüßler-Salben Ihre Schönheit und pflegen Sie sich mit ihnen. Gerade die Kombination von Schüßler-Salben mit verschiedenen ätherischen Ölen eröffnet ganz neue Anwendungen.

Altersflecken

Treten bräunliche Flecken auf der Haut auf, nennt der Volksmund sie Altersflecken. Tatsächlich haben diese Flecken nichts mit dem Alter zu tun. Sie zeigen vielmehr eine Stoffwechselstörung des Darms an. Sind über Jahre hinaus Verstopfung oder Blähungen vorhanden, entstehen Fäulnisgifte, die der Körper in der Haut deponiert. Bei Sonneneinstrahlung kommt es zu phototoxischen Reaktionen – Hautflecke entstehen.

- *Bei Altersflecken:* Nr. 6 Kalium-sulfuricum-Salbe im Wechsel mit Rizinusöl für mehrere Wochen je einmal täglich auftragen.

Unterstützend: Für eine geregelte Verdauung sorgen – zum Beispiel mit Flohsamen (aus Apotheke, Reformhaus). Wasserpunktur (Seite 88) und Schallwellentherapie (Seite 87) regen den Hautstoffwechsel an.

Cellulite und Bindegewebsschwäche: Die Cellulite-Salbenmischung

Die Cellulite (Orangenhaut) ist keine Krankheit – aber sie kann das Schönheitsgefühl beeinträchtigen und die Psyche belasten. Frauen mit starker Cellulite scheuen sich, ins Schwimmbad oder in die Sauna zu gehen und im Sommer kurze Röcke zu tragen. Immerhin leiden 80 Prozent der Frauen über 20 Jahren an Cellulite (manchmal fälschlicherweise als Cellulitis bezeichnet). Selbst junge

Mädchen von 14, 15 Jahren klagen zuweilen darüber. Wie kommt es zur Cellulite? Bei Frauen ist die Bindegewebestruktur unter der Oberhaut elastischer als bei Männern. Außerdem weisen Frauen mehr Fettzellen auf. Die bei Männern enger angeordneten Kollagenfasern (wie doppelt gesteppt) verlaufen bei Frauen geweiteter – Fettzellen können sich dort hindurchzwängen und drücken nach außen. In den Zwischenräumen lagern sich zudem Schlacken und Wasser ab. So entsteht die Orangenhaut. Hormonelle Einflüsse (Östrogen – zum Beispiel durch Einnahme der Pille), genetische Faktoren und ein schwaches Bindegewebe fördern die Entwicklung und das Fortschreiten der Cellulite. Eine erfolgreiche Behandlung muss verschiedene Aspekte berücksichtigen: Festigung des Bindegewebes, sanfte Anregung von Durchblutung und Lymphfluss, Übergewicht abbauen, Entschlackung und Entsäuerung des Gewebes, ausreichende Flüssigkeitszufuhr (Wasser), Verzicht aufs Rauchen (das stört die Mikrozirkulation der Blutgefäße), Bewegung wie Schwimmen, Radfahren, Joggen und viel Obst und Gemüse essen (besonders Bananen, Melonen, Mango, Lauch, Rettich, Rotkohl, Wirsing, Brunnenkresse, Spargel, Fenchel, Zwiebeln, Karotten und rote Paprika), Fett und tierisches Eiweiß sind zu reduzieren. Neben der Anwendung der Schüßler-Salben mit ätherischen Ölen haben sich die Schröpfkopfbehandlung (Seite 87), Hochfrequenztherapie (Seite 86), eine Rubbelmassage, die Behandlung mit Schallwellen (Seite 87) und regelmäßige Aderlässe (Seite 53) bewährt – am besten in den ersten Tagen nach Vollmond. Die Cellulite-Behandlung macht nur Sinn, wenn die Anwendungen regelmäßig, am besten zwei- bis dreimal wöchentlich erfolgen.

- *Bei Cellulite:* Folgende Salbenmischung ist hilfreich – Nr. 10 Natrium-sulfuricum-Salbe (auch als Mischung mit Nr. 11 Silicea-Salbe). Nehmen Sie täglich einige Salbenstränge und mischen Sie sie in der Hand mit

2 bis 4 Tropfen Grapefruit- und Zypressenöl. Massieren Sie diese Mischung morgens und abends ein.

Unterstützend: Nehmen Sie die Schüßler-Salze Nr. 10 Natrium sulfuricum D3 (oder Nr. 8 Natrium chloratum D3), Nr. 11 Silicea D3, Nr. 1 Calcium fluoratum D12/D6 und Nr. 4 Kalium chloratum D6 ein. Je Salz 2 bis 4 Tabletten auf den Tag verteilt. Zum Entsäuern des Gewebes eignen sich Basensalze, in Apotheken, Reformhäusern und Drogerien erhältlich (nach Packungsanleitung einnehmen). Hilfreich ist auch eine Kur mit Bierhefe-Tabletten (Seite 85).

Cellulite-Teemischung

Bereiten Sie sich eine Teemischung aus 30 Gramm Ackerschachtelhalm, 20 Gramm Eschenblättern, 20 Gramm Faulbaumrinde, 20 Gramm Spargelwurzel und 20 Gramm Brennnesselblättern zu (aus der Apotheke). Von dieser Mischung nehmen Sie 1 Esslöffel auf 1/4 Liter Wasser und lassen das Ganze 8 bis 10 Minuten leicht kochen. Den Tee abseihen und möglichst ungesüßt trinken (maximal 4 bis 6 Wochen, dann 2 bis 3 Wochen Pause und die Einnahme wiederholen).

Was noch wichtig ist: Gönnen Sie Ihrer Haut wenigstens einmal am Tag eine sanfte Rubbelmassage (Massagehandschuhe gibt es in Drogeriemärkten); ebenso ist ein wöchentliches Peeling (Schüßler-Peeling-Creme, Seite 81) der Problemzonen geeignet. Hervorragend sind regelmäßige Schröpfkopfmassagen (nicht über Krampfadern) – in Kombination mit Hochfrequenztherapie (Seite 86); Schallwellen regen das Bindegewebe zur Festigung an. Mit einem Schallwellengerät (Seite 87) lässt sich auch die Salbe »einklopfen«. Ebenfalls hilfreich ist die Wasserpunktur (Seite 88). Achten Sie auf regelmäßigen Stuhlgang – denn Darmträgheit fördert das Ablagern von Toxinen in der Haut und so die Cellulite.

Gesichtsmaske

Mit einer Gesichtsmaske schenken Sie Ihrer Haut wertvolle Mineralstoffe – diese schützen und stärken sie und helfen ihr sich zu regenerieren. Die hier vorgestellte Gesichtsmaske fördert die Hautentschlackung und wirkt kräftigend, klärend und straffend – vor allem bei fetter und unreiner Haut. Das Schüßler-Salz Nr. 10 Natrium sulfuricum regt die Hautreinigung an. Einmal wöchentlich angewandt, tun Sie Ihrer Haut so etwas besonders Gutes. Belassen Sie die Maske 20 bis 30 Minuten auf der Haut (bis die Maske getrocknet ist). Dann das Gesicht lauwarm abwaschen, abtrocknen und Nr. 11 Silicea-Salbe dünn auftragen.

- *Gesichtsmaske:* Nehmen Sie 2 bis 3 Teelöffel Heilerde (Reformhaus, Apotheke) und 10 bis 15 Tabletten Nr. 10 Natrium sulfuricum D3. Zerstoßen und pulverisieren Sie in einem Mörser zuerst die Tabletten. Geben Sie die Heilerde hinzu und vermengen Sie beides gründlich miteinander. Nun lassen Sie etwas lauwarmes Wasser in die Schale tröpfeln – sodass ein dicklicher Brei entsteht. Auf das Gesicht auftragen und einwirken lassen.

Hand- und Fußpflege

Die Haut von Händen und Füßen wird am meisten strapaziert. Während wir unseren Händen oft die nötige Aufmerksamkeit schenken, werden die Füße eher stiefmütterlich behandelt. Beides, Hände und Füße, sollten Sie regelmäßig pflegen. Zum Beispiel nach der Arbeit im Garten, nach einer Wanderung oder langem Stehen im Beruf. Ein ansteigendes Fußbad (Seite 84) fördert die Durchblutung der Füße. Schüßler-Salben enthalten Mineralstoffe, die für Geschmeidigkeit und Schutz der

Haut am besten geeignet sind. Tun Sie sich damit etwas Gutes!

- *Fußpflege nach dem Joggen, Wandern, langem Stehen und Gehen:* Nr. 11 Silicea-Salbe.
- *Bei rissiger, harter Haut von Händen und Füßen:* Nr. 1 Calcium-fluoratum-Salbe.
- *Bei trockener Haut an Händen und Füßen:* Nr. 8 Natrium-chloratum-Salbe.
- *Generell zur Förderung der Hauterneuerung:* Nr. 6 Kalium-sulfuricum-Salbe.

AUSREICHEND WASSER TRINKEN

Wussten Sie, dass 75 Prozent aller Menschen zu wenig Wasser trinken? Bei den meisten ist der Durstreiz so schwach, dass sie ihn mit Hunger verwechseln. Vor allem im Alter nimmt der Trinkreflex stetig ab. Fehlt selbst wenig Wasser im Körper, wird der Stoffwechsel um 3 Prozent verlangsamt. Oder: Fehlen 3 Prozent Körperflüssigkeit, bedeutet dies einen 20-prozentigen Leistungsabfall. Wassermangel ist häufig der Grund von Tagesmüdigkeit. 8 bis 10 Gläser Wasser pro Tag können Rücken- und Gelenkbeschwerden bis zu 80 Prozent bessern. Fehlen nur 2 Prozent Wasser im Körper, treten bereits Gedächtnis- und Sehstörungen auf.

Hautpflege, allgemeine

Schöne, glatte und geschmeidige Haut hängt nicht nur mit der Ernährung, frischer Luft und Sonne zusammen, sondern ebenso mit der richtigen Pflege. Die in den Schüßler-Salben enthaltenen Mineralstoffe, hauptsächlich Kalziumfluorid und Silizium, sind äußerst wichtig für eine gesunde Haut. Mit einer Schüßler-Seife (Seite 81) können Sie diese schon beim Waschen zuführen.

- *Zur Hautpflege:* Tragen Sie morgens Nr. 1 Calcium-fluoratum-Salbe und abends Nr.11 Silicea-Salbe auf – so führen Sie wichtige Nährstoffe zu und erhalten Ihre Haut gesund und straff. Mit einer Lotiongrundlage können Sie sich eine Lotion für den ganzen Körper herstellen (Seite 14).

AFTER-SHAVE-LOTION

Schüßler-Salben heilen die Haut nicht nur, sondern sie schützen sie auch. Nach der Rasur sind Pflege und Schutz besonders wichtig, wofür die folgende After-Shave-Lotion hervorragend ist. Das benötigen Sie: Nr. 1 Calcium-fluoratum-Salbe und Nr. 11 Silicea-Salbe – je $^1/_2$ Tube (= 25 Gramm). Die Salben in ein sauberes Gefäß geben und 100 bis 150 Milliliter Lotiongrundlage sowie 5 bis 10 Gramm Alaunpulver (gebrannt, Apotheke) darunterrühren. Mit einem Rührgerät mischen Sie alles zu einer gleichmäßigen Lotion. Diese füllen Sie in ein Lotiongefäß. Nach der Rasur auftragen.

Hautstreifen

Nach einer Abmagerungskur, nach der Entbindung und bei längerer Anwendung von Kortisonpräparaten können unschöne Hautstreifen entstehen. Sie sehen wie vernarbt aus und schimmern manchmal gelblich oder bläulich-rot. Die Ursache liegt in einer mangelhaften Rückbildung und Straffung der Haut nach einer Dehnung. Bei Anwendung von Kortison quillt die Haut ebenfalls auf und lagert vermehrt Wasser ein. Kortisonhaltige Salben bewirken langfristig eine Verdünnung der Hautstruktur – sie wird pergamentpapierartig.

- *Bei Hautstreifen zur Glättung und Festigung der Haut:* Geben Sie jeweils einige Salbenstränge (je nach Größe des Hautareals) der Salben Nr. 1 Calcium-fluoratum-

Salbe und Nr. 11 Silicea-Salbe auf die Hand und mischen Sie 1 bis 2 Tropfen Lavendel-, Zedernholz-, Sandelholz- und Rosenöl dazu. Ein- bis zweimal täglich einmassieren.

Unterstützend: Nr. 1 Calcium fluoratum D12/D6 und Nr. 11 Silicea D12/D6/D3 – nach 2 bis 4 Wochen immer wieder die Potenz wechseln. Die Wasserpunktur (Seite 88) regt den Hautstoffwechsel an.

Schüßler-Massagecreme

Schmerzhafte, verspannte Muskeln und Muskelkater treten bei Bewegungsmangel, verkrampfter Haltung (zum Beispiel am Arbeitsplatz) oder nach dem Sport auf. Stellen Sie sich selbst eine Massagecreme her, mit der Sie die schmerzenden Stellen einreiben.

- *Schüßler-Massagecreme:* Nehmen Sie je einige Salbenstränge der Salben Nr. 7 Magnesium phosphoricum und Nr. 3 Ferrum phosphoricum. Mischen Sie diese in der Hand oder einer kleinen Schale. Dazu geben Sie einige Tropfen Rosmarin- und Lavendelöl. Damit massieren Sie sich ein. Nach einem wohltuenden Bad wirkt die Salbe besonders gut. Diese Salbe können Sie auch gut als Creme beim Schröpfen (Seite 87) verwenden. Dadurch lockert sich die Muskulatur und wird intensiver durchblutet.

Schüßler-After-Sun-Creme

Auch wenn es nicht zu einem Sonnenbrand kommt, weil Sie Ihre Haut geschützt oder sich nicht extrem lange gesonnt haben: Intensive Sonneneinstrahlung, vor allem bei hochsommerlichen Temperaturen, ist für Ihre Haut purer Stress! Tun Sie ihr etwas Gutes und cremen Sie sie nach dem Sonnenbad mit Schüßler-Salben ein. Möchten Sie die Salbe nur sparsam anwenden, dann bereiten Sie sich eine Lotion zu (Seite 14).

- *Nach dem Sonnenbad:* Nr. 11 Silicea-Salbe und Nr. 3 Ferrum-phosphoricum-Salbe.

Schüßler-Seife

Auf einfache Art können Sie sich eine Schüßler-Seife selbst herstellen.

- *Schüßler-Seife:* Geben Sie 100 Gramm Seifenspäne (am besten Kernseife) und 2 Esslöffel von insgesamt 150 bis 200 Milliliter Wasser in einen Topf und erhitzen Sie das Ganze auf kleiner Flamme. Rühren Sie regelmäßig um, sodass kein Schaum entsteht, und fügen Sie immer wieder sparsam weiteres Wasser zu. Nun geben Sie je 10 zermörserte Tabletten der Salze Nr. 1 Calcium fluoratum D3, Nr. 6 Kalium sulfuricum D3 und Nr. 11 Silicea D3 in den Topf und verrühren die Masse langsam. Wird sie zu fest, wieder etwas Wasser zufügen. Jetzt 1 Esslöffel Olivenöl in den Topf geben. Wenn die Seifenmasse cremig geworden ist, nehmen Sie sie vom Herd und lassen sie auf 60 bis 70 °C abkühlen. Zum Schluss 1 Esslöffel Honig und 15 Tropfen ätherisches Öl zufügen und verrühren. Die Seifenmasse in leicht eingeölte Formen füllen und 3 Wochen aushärten lassen. Dann können Sie Ihre Seife täglich zur Körperreinigung verwenden.

Schüßler-Peeling-Creme

Ein Peeling ist eine gründliche Hautreinigung und vor allem für großporige, fette Haut geeignet. Fahle Haut wird dadurch rosig, weil das Peeling die Durchblutung anregt. Eine Peeling-Creme enthält winzige Körnchen – sie tragen dazu bei, dass verhornte Schuppen aus der Oberhaut herausgelöst werden. Das Schüßler-Peeling hat den Vorteil, dass Sie gleichzeitig Nährstoffe – in diesem Fall Silizium – in die Haut einmassieren. Eine wöchentliche Anwendung ist völlig ausreichend.

- *Schüßler-Peeling-Creme:* Besorgen Sie sich naturbelassenes Kokosfett (eine fettreiche Grundlage ist hier besser geeignet und natives Kokosfett wirkt pflegend auf die Haut; Bezugsquelle Seite 91) und Nr. 11 Silicea-D3-Tabletten.

In einem Porzellanmörser zerstoßen Sie 10 Tabletten (nicht zu fein). Dazu geben Sie die gleiche Menge Kokosfett (etwa 1 Teelöffel). Vermischen Sie beides im Mörser – fertig ist Ihr Schüßler-Peeling.

Silicea-Jojobaöl für frische, straffe Haut

Silicea-Jojobaöl frischt raue, welke, schlaff und faltig wirkende Haut auf und strafft sie. Wenden Sie es im Wechsel mit der Nr. 1 Calcium-fluoratum-Salbe an (zum Beispiel die Salbe morgens, das Öl abends).

- *Silicea-Jojobaöl:* Nehmen Sie 30 Tabletten Nr. 11 Silicea D3 und pulverisieren Sie sie fein in einem Mörser oder einer elektrischen Kaffeemühle. Das Pulver lösen Sie in 20 Milliliter heißem (am besten destilliertem) Wasser gut auf; nun geben Sie 10 bis 15 Milliliter Mandelöl und 20 bis 40 Milliliter Jojobaöl dazu. Zusätzlich benötigen Sie noch 20 bis 30 Körnchen eines Emulgators – damit sich Wasser und Öl verbinden (zum Beispiel den Hobbythek-Emulgator Emulsan II, erhältlich in Apotheken). Geben Sie alles in ein kleines Töpfchen und erhitzen Sie die Lösung langsam auf 50 bis 60 °C. Wenn sich die Emulgatorkörnchen aufgelöst haben, lassen Sie die Ölmischung abkühlen. Dann geben Sie 2 Tropfen Zypressenöl dazu und gießen die Mischung in ein sauberes Fläschchen. Das Silicea-Jojobaöl im Kühlschrank aufbewahren und immer vor dem Schlafengehen ein wenig davon in die Haut einmassieren. Schütteln Sie das Fläschchen vor jeder Anwendung.

Unterstützend: Nehmen Sie die Tabletten Nr. 11 Silicea D12 und Nr. 1 Calcium fluoratum D12 ein. Zusätzlich hilft eine Kur mit Bierhefe-Tabletten (Seite 85). Gegen Gesichtsfalten ist die straffende Gesichtsgymnastik nach Helmel hervorragend geeignet. Helmel-Übungen (präzisere Bezeichnung: *Helmels Blutwellübungen*) existieren seit über 80 Jahren. Es handelt sich um ein von Heinrich Helmel entwickeltes System dynamischer Bewegungen.

Helmel entdeckte die Gesetzmäßigkeiten an sich selbst und heilte sich damit von einem schweren Kriegsleiden. Die von ihm ausgearbeiteten Übungen sind vor allem bei Abwehrschwäche, Altersbeschwerden, Atemstörungen, Durchblutungsstörungen, Fettsucht, Hauterkrankungen, Herzmuskelschwäche, hohem und niedrigem Blutdruck, Katarrhen, körperlicher und seelischer Schwäche, Muskelverspannung, rheumatischen Erkrankungen, Schlafstörungen und Stresssymptomen geeignet. Hilfreich sind außerdem: Wasserpunktur (Seite 88) und Schallwellentherapie (Seite 87) – sie regen den Hautstoffwechsel an.

HELMELS STRAFFENDE GESICHTS-GYMNASTIK

Die folgende Selbstmassage für die Haut ist schnell durchgeführt und tut ihr gut. Wiederholen Sie jede Streichbewegung fünfmal und machen Sie diese Übung täglich, auch zweimal täglich.

- Streichen Sie mit den Fingern leicht über den Nasenrücken und die Seiten der Nase zu den Wangen.
- Dann streichen Sie mehrmals leicht über die geschlossenen Augen.
- Nun massieren Sie Stirn und Schläfen. Setzen Sie die Daumen links und rechts hinter dem Ohrläppchen an und streichen Sie Stirn und Schläfen nach oben aus.
- Nun Kinn, Kiefer und Wangen: Mit den Daumen streichen Sie Kinn und Kieferknochen aus. Fahren Sie mit Fingern und Handinnenflächen an den Wangen entlang aufwärts zu den Ohren.

Zum Nachschlagen

Unterstützende Therapien

In den Kapiteln »Beschwerden von A–Z« und »Schüßler-Salben für die Schönheit« sind Maßnahmen genannt, die eine Behandlung mit Schüßler-Salben unterstützen. Diese Therapien möchte ich Ihnen hier erläutern.

Ätherische Öle

Die Grundlage für die Behandlung mit ätherischen Ölen bildet die Aroma- und Duftöltherapie. Bereits seit 3000 Jahren schätzen die Menschen die Heilkraft verschiedener Öle. Über Lunge (Atmung) und Haut gelangen die ätherischen Öle in den Blutkreislauf. So wirken sie auf Organe und sogar auf die Psyche. Es gibt schmerzstillende, desinfizierende, antibakterielle und kosmetisch wirkende Öle. Als Mischung mit Schüßler-Salben entstehen ganz neue und einzigartige Heilmittel.

Ansteigende Fußbäder, Schiele-Bäder

Die in der Temperatur ansteigenden Fußbäder verbessern die Funktion aller Organe. Durch das Erhöhen der Temperatur wird die Mikrozirkulation in den Blutgefäßen gefördert und der Stoffwechsel angeregt. Die Wirkung ist schmerzlindernd, entzündungshemmend, entspannend und blutdruckregulierend. Schiele-Bäder (benannt nach Fritz Schiele, der die spezielle Fußbadewanne erfand) helfen deshalb bei vielen Beschwerden. Das brauchen Sie für das Fußbad: entweder eine spezielle Fußbadewanne, in der sich die Temperatur automatisch erhöht (Bezugsadresse Seite 92), oder eine große Schüssel (in der Ihre Füße bequem nebeneinander stehen können) und ein kleines Gefäß (Tasse). So wird das ansteigende Fußbad gemacht: Schüssel mit 34 °C warmem Wasser füllen und die Füße ins Wasser stellen. Das Wasser soll nur bis kurz oberhalb der Knöchel reichen. 15 bis 20 Minuten lang jeweils eine Tasse Wasser entnehmen und dafür eine Tasse mit heißem Wasser zugeben. Die Wassertemperatur mit Hilfe eines Badethermometers kontrollieren; sie muss pro Minute um etwa 0,5 °C langsam bis auf 45 °C ansteigen. Die Temperatur nur so lange steigern, wie es erträglich ist. Nach dem Bad die Füße abfrottieren. Zur Hautpflege Nr. 11 Silicea-Salbe auftragen. Wenden Sie die Fußbäder 5 Tage in der Woche an und pausieren Sie dann 2 Tage. Ein Behandlungszyklus von 3 bis 4 Wochen hat sich bewährt.

Bierhefe – ein altes Heilmittel

Bierhefe wird schon seit Jahrtausenden in der Volksheilkunde gegen Hautbeschwerden empfohlen. Früher besorgten sich die Menschen Bierhefe in Brauereien. Heute gibt es sie in Tablettenform. Die in ihr enthaltenen B-Vitamine und Proteine sind hautwirksame Schutz- und Regenerationsstoffe. Sie fördern das Wachstum, stärken Bindegewebe und Haare sowie die Spannkraft der Haut. Nach Packungsanleitung einnehmen.

Gesichtsdampfbad

Ein Gesichtsdampfbad hilft bei Haut- und Schleimhauterkrankungen im Kopfbereich. Sie benötigen eine große Schüssel, 2 bis 3 Liter kochendes Wasser, ein großes Handtuch, 3 Beutel Kamillentee (oder eine Handvoll getrockneter Blüten) und 1 bis 2 Esslöffel Steinsalz (Kristallsalz). Geben Sie Wasser, Kamille und Salz in die Schüssel und halten Sie den mit dem Handtuch über der Schüssel abgedeckten Kopf darüber. Falls es zu heiß ist, öffnen Sie das Handtuch an einer Stelle, damit heiße Luft entweichen kann. Lassen Sie den Kopf möglichst 15 Minuten unter dem Handtuch. Bei Hautbeschwerden empfehle ich das Dampfbad ein- bis zweimal wöchentlich. Es regt die Ausscheidung über die Haut und den Hautstoffwechsel an.

Hochfrequenztherapie

Die von Nikola Tesla entwickelte Hochfrequenztherapie (TEFRA-Hochfrequenztherapie, TEFRA – der Name des deutschen Herstellers setzt sich aus *Tesla* und *Franz* zusammen, nach dem deutschen Ingenieur, der das System zusammen mit Tesla auf dem deutschen Markt etablierte) war vor dem Zweiten Weltkrieg weit verbreitet. In jedem dritten Haushalt stand ein Hochfrequenzapparat, der bei vielen Beschwerden half. Über Glaselektroden werden elektromagnetische Wellen (Hochfrequenzströme) auf den Körper gebracht – dort erzeugen sie eine verstärkte Durchblutung, regen den Stoffwechsel an und wirken so entzündungshemmend. Die Hochfrequenztherapie ist unter anderem geeignet bei Haut- und Gelenkbeschwerden, Entzündungen und Schmerzen.

Kokosfett, naturbelassenes

Naturbelassenes, kalt gepresstes Kokosöl/Kokosfett (Virgin Coconut Oil – VCO; Bezugsquelle siehe Seite 91) wird aus frischen reifen Kokosnüssen gepresst und weist hervorragende Heileigenschaften auf. Im Jahr 2003 veröffentlichte eine amerikanische Frauenzeitschrift einen Artikel über Kokosöl, der weltweit eine große Nachfrage auslöste. Wissenschaftler haben sich inzwischen mit nativem Kokosfett beschäftigt und festgestellt, dass es innerlich eingenommen stoffwechselanregend, Fett abbauend und sogar antimikrobiell wirkt. Äußerlich aufgetragen unterstützt es die Hautheilung, hilft bei Falten und Runzeln und erhält die Feuchtigkeit in der Haut.

Peloid

Peloid ist Mineralschlick, der sich im Laufe der Zeit in Salzstollen gebildet hat. Die fein vermahlenen und mit Sole versetzten Bestandteile versorgen das Gewebe mit Flüssigkeit und mineralischen Nährstoffen. Peloid-Packungen (bei Gelenkproblemen) und Peloid-Masken (bei Hautbeschwerden) sollten regelmäßig, mindestens einmal wöchentlich, angewendet werden. Bei Gelenkbeschwerden ist die mehrstündige, bei Hauterkrankungen die viertelstündige Anwendung sinnvoll. Peloid bekommen Sie in Naturkostläden und Reformhäusern oder übers Internet.

Schallwellentherapie

Die Behandlung mit Schallwellen (Intraschall-Therapie) wurde vor etwa drei Jahrzehnten unter anderem von Professor Dr. Schliephake, einem Experten der Hochfrequenz- und Schallwellentherapie, mit entwickelt. Schallwellen bewirken eine Stimulation von Nerven, Muskeln und Haut. Mechanische Schwingungen mit bestimmten Frequenzen helfen, Verspannungen zu lösen. Sie unterstützen wirkungsvoll die Cellulite-Behandlung, regen Hautstoffwechsel, -straffung und -durchblutung an und den Abtransport von Schlacken. Sie fördern das Abheilen von Sportverletzungen und wirken bei Narbenverhärtung erweichend. Bei rheumatischen Beschwerden und bei Bindegewebsschwäche unterstützen sie den Aufbau von Gewebe. Reflexzonen lassen sich hervorragend mit Schallwellen stimulieren. Die Behandlung sollte am besten täglich erfolgen. In Kombination mit den Schüßler-Salben, die auf die Haut gebracht und mit Schallwellen »eingeklopft« werden, ergeben sich fantastische Wirkungen.

Schröpfen

Mit bestimmten Glas- oder Plastikhohlraumgefäßen (Schröpfköpfen) wird auf der Haut ein Unterdruck erzeugt und dadurch das Gewebe in den Schröpfkopf gesaugt. Haut- und Muskeldurchblutung sowie der Stoffwechsel werden dadurch angeregt. Bei Brusterschlaffung, Falten und Cellulite unterstützen diese Effekte die Haut- und Gewebestraffung. Bei Verstopfung wird die Darmtätigkeit angeregt und bei Muskelhartspann lockern sich die Muskeln. Eine Schröpfkopfbehandlung lässt sich sehr gut mithilfe eines Hochfrequenzapparats (siehe Seite 86) durchführen. Schröpfköpfe bekommen Sie im Medizinbedarf- und Sanitätsfachhandel (Bezugsquelle für spezielle Schröpfkopf-Sets für die Brustbehandlung siehe Seite 92).

Wasserpunktur

Der Arzt Dr. Dr. Konstantin von Brunowsky entwickelte ein Gerät (Troma-Ion-Gerät), das feine Wasserstrahlen erzeugt. Bringt man diese mit Druck auf die Haut (= Wasserpunktur) lassen sich Heilvorgänge in Gang setzen. Ebenso werden Reflexzonen stimuliert. Die Wasserpunktur lässt sich leicht im Badezimmer anwenden, und der Wasserpunkturaufsatz kann mühelos auf den Duschschlauch geschraubt werden. Die Wasserpunktur hilft bei Gelenkerkrankungen, Hämorrhoiden, Erschlaffung von Haut- und Bindegewebe, Funktionsstörungen von Lymphe, Leber, Nieren und Darm sowie bei Fettansätzen. Wichtig ist die tägliche Behandlung (Bezugsquelle siehe Seite 92). Nicht angewendet werden soll die Wasserpunktur bei Venenleiden.

Bücher, die weiterhelfen

Baginsky, Doris: *Biochemische Salben*; WzG Verlag, Dormagen

Botet, Dr. med.: *Praktische Erfahrungen mit hörbaren Schallwellen in der kosmetischen Medizin* (Bezug über Novafon-Schallwellengeräte, siehe Seite 91)

Goodrich, Janet: *Natürlich besser sehen*; VAK Verlag, Kirchzarten

Heepen, Günther H.: *Schüßler-Salze – 12 Mineralstoffe für Ihre Gesundheit*; GRÄFE UND UNZER VERLAG, München

Heepen, Günther H.: *Schüßler-Salze für Kinder*; GU Kompass, GRÄFE UND UNZER VERLAG, München

Heepen, Günther H.: *Schüßler-Salze typgerecht*; GRÄFE UND UNZER VERLAG, München

Heepen, Günther H.: *Schüßler-Salze*; Der Große GU Kompass, GRÄFE UND UNZER VERLAG, München

Heepen, Günther H.: *Schüßler-Salze*; GU Kompass, GRÄFE UND UNZER VERLAG, München

Heepen, Günther H.: *Schüßler-Salze für Kinder*; GRÄFE UND UNZER VERLAG, München

Helmel, Heinrich: *Blutwell-Übungen und Helmel-Atemgymnastik*; Heinrich Schwab Verlag, Argenbühl

Königs, Peter: *Kokosfett – Ideal für Genuss, Gesundheit und Gewicht;* VAK Verlag, Kirchzarten

Krämer, Dietmar/Wild, Helmut: *Neue Therapien mit Bach-Blüten, Bd. 2, Diagnose und Behandlung über die Bach-Blüten Hautzonen*; Ansata Verlag, München

Siebler, Uwe: *Biochemische Reflexzonen*; Siebler-Verlag, Bochum

Spielmann-Kammer, Mathilde: *Die Reflexzonen des Körpers. Eine Anleitung zur Selbsthilfe*; Spielmann Verlag, CH-Olten

Zeitschriften

Weg zur Gesundheit; Zeitschrift für Biochemie,
Herausgeber (Probehefte dort anfordern):
WzG Verlag GmbH
In der Kuhtrift 18
41541 Dormagen
www.biochemie-net.de

Seminare

Akademie für Praktische und Traditionelle Europäische Medizin (APTEM)
Titusstraße 105
96049 Bamberg
oder: www.guenther-heepen.de

Adressen, die weiterhelfen

Biochemischer Bund Deutschland e.V.
In der Kuhtrift 18
41541 Dormagen
(Seminare, Therapeutenverzeichnis, Vereinsadressen)

Tagesklinik Lasertherapie – Dr. Lutz Wilden
(Hochdosis-Low-Level-Lasertherapie)
Kurallee 16
D-94072 Bad Füssing
www.dr-wilden.de

Bezugsquellen

Hochfrequenzapparate:

TEFRA HF-Apparate GmbH
Wolzogenstraße 2
D-14163 Berlin
www.tefra-berlin.com

Kokosfett, naturbelassenes:

Medison-Vertrieb.de
Fred Palme, Dorfstr. 18
D-85238 Petershausen/Asbach
www.medison.org

Schallwellentherapie-Geräte:

Novafon
Elektromedizinische Geräte GmbH
Erich-Herion-Str. 16
D-70736 Fellbach
www.novafon.de

Schiele-Fussbadewanne:
Schiele Arzneibäder-Fabrik GmbH
Industriestraße 8 b
D-25462 Rellingen
www.schiele-baeder.de

Schröpfköpfe:
Fröhle GmbH
Schömberger Straße 82/1
D-72336 Balingen (Set für die Brustbehandlung)
www.froehle.de

Venenwippe:
Eibenvertrieb
C. Eiben
Straßburger Allee 52
D-26389 Wilhelmshaven
www.eibenvertrieb.de

Wasserpunktur (Troma-Ion-Gerät):
Buchdienst Oetinger
Ruckhardtshauser Straße 7
D-74613 Öhringen-Ohrnberg
www.base-ist-leben.de

Register

Impressum

Programmleitung: Ulrich Ehrlenspiel
Redaktion: Lea Hoy
Lektorat: Petra Bachmann
Gestaltung und Layout: independent Medien-Design, München
Herstellung: Gloria Pall
Fotos: Cover vorne: Karlheinz Wilker. U4: Andreas Hörnisch (oben rechts), Jan Rickers (links), DHU (unten rechts).
Satz: Filmsatz Schröter GmbH, München
Druck und Bindung: Ludwig Auer GmbH, Donauwörth

ISBN 978-3-8338-0590-5

3. Auflage 2007

GRÄFE UND UNZER

Ein Unternehmen der
GANSKE VERLAGSGRUPPE

100 JAHRE GANSKE VERLAGSGRUPPE